자가면역질환 '암' 면역을 높이면 반드시 낫는다!

암 정복을 위한
백비白飛의 비밀

허정구 지음

현대의학과 자연의학이 말하는 암의 현주소

3명 중 1명은 암으로 죽는다

무진료 무검사가 생존율을 높인다? 당신의 선택은?

글로경

암 정복을 위한 백비白飛의 비밀

초판 1쇄 발행   2020년 12월 25일

지은이   허정구
펴낸이   김 숙
펴낸곳   글풍경
주소   서울시 서초구 방배천로 2길 39-16
전화   02)525-0035
팩스   02)525-3036
대표메일   sletter001@naver.com
등록번호   114-91-12706

기획   김 숙
교열   김화연
본문편집   맹경화
표지그림   디자인존

ISBN 979-11-87735-07-6

암 정복을 위한
백비白飛의 비밀

책을 내면서

공자는 자기 마음을 완전하게 다스릴 수 있게 된 때가 고희 (古稀) 칠십이 되어서야 가능했다고 한다. 내 나이도 이제 칠십, 아무리 백세 시대라고 하지만 이 나이가 되고 보니 은퇴를 생각 하기도 하고 소극적인 삶으로 전락해가는 느낌이다.

동기들 중에는 은퇴를 하기도 하고 진료는 하지만 소극적으로 바뀌면서 오히려 취미생활에 큰 비중을 두는 친구들도 있다. 나 역시 두 딸이 낳은 손자들 보는 재미가 여간 쏠쏠한 것이 아니어서 손자들 재롱에 푹 빠져 그렇게 1년여를 보냈다.

달맞이를 떠나 풍수 좋은 산속에 들어가 초가집이나 짓고 자연의 품에 안겨 살고 싶다는 생각이었다. 나무 말뚝에 소박 한 한의원 명패를 걸어 놓고 환자가 오면 오는 대로 오지 않으 면 안 오는 대로 是是非非(시시비비)가 없는 곳에서 새소리 물 소리를 벗 삼고 유유자적하게 도가 공부를 하면서 살고 싶은 생각이었다.

이미 한의원 이름을 내공신공(內功神功)이라 지어 특허청에 상호등록도 했고 달맞이에서는 선보이지 않았던 도가식 암치료를 인연이 되는 환자가 있다면 치료를 해주며 남는 시간은 세월이 흘러 때가 온다면 온다 간다 말없이 사라지는 것이 내 노년의 마지막 계획이었다.

그러나 내 팔자가 아직 속세를 떠날 때가 아니라는 것일까. 사부님 문하에서 공부했던 많은 치료법 중 단연 우위였던 백비(白飛)의 비밀을 나만 알고 끝내버리기에는 한의사로서 직무유기가 아닌가 하는 생각이 들자 번민이 시작되었다. 이것도 끝없는 세속의 미련인가 보다.

조용히 신방에 들어가서 눈을 감고 내게 물었다. 노자나 장량처럼 때가 되었으면 떠나야 할 것인가, 아니면 73세에 문왕을 만나 무왕을 도와서 주나라를 세우고 주나라 제후국인 제나라 제후가 된 강태공을 따를 것인가!

그동안 달맞이에서 암 환자와 희로애락을 같이 하면서도 세속의 미련을 하나씩 떨쳐가며 산속으로 들어갈 준비를 하고 있었다. 소극적인 진료라고는 했지만 1년여의 시간은 사부님으로부터 전수받은 백비에 대한 임상의 시간이기도 했다. 치료하는 나로서도 결과는 놀랄 정도이다. 역시 사문에서 전해준 것이 세속적인 것과는 비교가 되지 않았고 그 효과는 대단했다. 백비는 4기 말기 암에도 신비로운 효과가 있었다. 자가 면역질환, 즉 난치병 치료를 가능케 하는 신비를 가지고 있었다.

　이렇듯 효과를 알면서도 산속에 들어가 혼자서만 간직하려 했던 나의 어리석음이 부끄러웠다. 그동안 좀 더 적극적으로 환자 치료에 응용하면서 나를 믿고 생명을 맡긴 분들에게 더 최선을 다하고 나만의 것이 아닌 후배들도 공유할 수 있게 일찍이 처신하지 못했던 것에 후회가 밀려왔다. 이러한 치료법을 두고 나만 좋으라고 자연으로 갈 수는 없었다.
　그렇다. 강태공은 나이 73세에 첫 직장을 얻어 사회에 나갔는데 칠십의 나이를 평계대지 말고 지금 이곳 달맞이에서 내공을 쌓은 뒤 내 갈 길을 가자. 아직은 천산둔(天山遯) 괘(卦)중 미둔(尾遯)이니, 비둔(肥遯)으로 갈 준비를 해야 할 것 아닌가!

　현대는 물질은 풍요로워졌으나 是是非非(시시비비)에 정신은 피폐해지고 암과 난치병이 아주 빠른 속도로 늘고 있다. 우리나라는 암 사망률이 사망률 1위를 한지 오래고 3명 중 1명은 암으로 사망한다. 더구나 앞으로는 2명 중 1명이 암으로 사망할 것이라 하니 인류는 암을 이겨내야 할 숙제를 풀어야 할 때이다.

암은 마음의 병이다. 내가 어렸을 때 암이라는 병은 별로 없었다. 암은 현재도 문명이 발달한 나라일수록 환자가 많다. 이는 암은 유전적이라기보다 스트레스등 생활습관으로 인한 병이란 증거이다.

암은 자가면역 질환이다. 현재 자가면역 질환과 암의 관계에 관심을 갖고 있는 한의사들이 많으므로 그들에게 암과 백비에 대한 상관관계와 효능 등을 공유할 수 있는 적극적인 움직임이 필요하다 생각되었다.

그래서 결정했다. 암과 자가면역 질환을 연구하고 뜻을 같이 하겠다는 한의사들과 자가면역 질환 연구회를 조직하여 이 백비 치료법을 그들과 나누는 것이다. 내가 사부님께 전해 받았듯이 나 또한 그들에게 전한다면 내 갈 길을 간다고 하더라도 그들은 백비와 함께 치료를 이어나갈 것이 아니겠는가! 그들이 백비를 잘 활용 할 때까지, 달맞이 한의원에서 치료법이 잘 전달 될 때까지라도 달맞이를 지켜야겠다는 결론을 내렸다.

　백비를 처방하고 부터는 이전투구하지 않고 그전 치료는 보
조요법으로만 처방하고 있다. 해독, 균형, 면역, 정신건강이 그것
이다. 보조요법 역시 필요하다. 보조요법이 잘 뒷받침되어야 힘
들지 않게 완치로 쉽게 갈 수 있기 때문이다.
　산삼 약침, 옻 약침, 파동치료, 온열치료, 기계운동, 오행단, 생
기 면역단 등을 통한 치료도 환자에게 치료의 효과를 보이고 완
치되는 환자도 있었지만 지금 치료는 그때와 차원이 다르다.
　백비의 사용으로 환자들의 치료는 더욱더 행복해졌다. 이러
다 보니 암을 없애는 치료보다 환자, 즉 인간의 존엄성을 지켜가
며 치료하는 즐거움이 생겼다. 나도 진료가 편해졌고 진료비 또
한 많이 저렴해져 환자 분들의 부담을 줄일 수 있게 된 것도 여
간 다행스러운 일이 아니다.

　이미 연구 모임은 결성되어 백비에 대한 치료와 효과에 대한
나눔은 이루어지고 있으니 4기 말기암 환자에게 백비를 사용한
치료가 효과로 나타났던 임상과 연구결론을 책을 통해 이 사실

을 널리 알려야겠다는 사명감이 생겼다. 분명 암 환자들이 주목할 치료법이 될 것이기에 주저할 수가 없는 것이다. 그래서 이를 책으로 남기기로 했다. '암아 달맞이 가자'를 출간하지가 8년이 되었고 이 책에는 담을 수 없었던 백비 치료법에 대한 모든 것을 담기로 한 것이다.

조금은 두렵기도 하다. 사부님께서 당부하시기를 비인부전(非人不傳)이라 하시며 환자를 측은지심으로 대하고 정성으로 치료하라는 말씀을 하셨다. 이런 한의사가 백비를 사용했으면 좋겠다.

연구 모임 회원들은 모두가 훌륭한 한의사요 철학자들이며 한의사의 사명을 저버리지 않는 이들이기에 모쪼록 환자를 측은지심으로 바라보고 사부님이 전수하신 이 백비의 가르침이 잘 쓰일 것으로 믿는다.

2020. 12월
해운대 달맞이 고개에서

목차

제4장
암은 반드시 낫는다

제1장
백비란 무엇인가

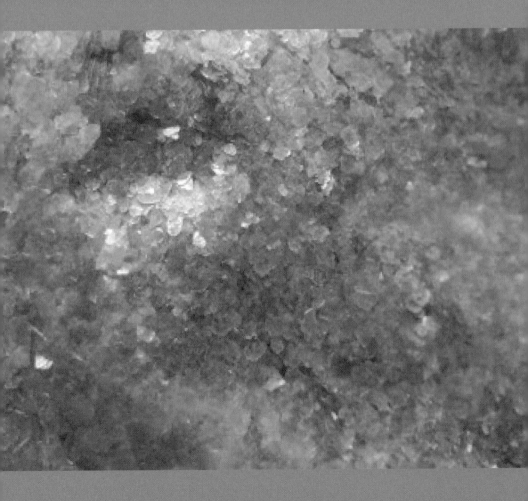

광물성 한약재 운모(雲母)

한약재는 식물성 약재가 대부분을 차지하고 있지만 우리가
잘 알고 있는 녹용이나 웅담과 같은 동물성이 있나하면 운모(雲
母)나 옥설(玉屑)과 같은 광물도 있다. 백비는 광물인 운모와 옥
설로 이루어졌는데 그 중 중요한 것은 운모다.

옥설은 옥을 분쇄하여 만든 가루이고 운모는 화강암의 주 구
성성분으로 돌비늘이라고도 한다. 즉 이 둘은 돌가루인 것이다.
옥설은 오장(伍臟)을 윤택하게 한다고 하나 실제 임상에 응용하
는 한의사는 드물고 운모 역시 많은 한의사가 한약재로 쓰인다
는 것을 알지만 임상에 응용하는 한의사는 드물다.

운모는 혼자 다 해먹는 돌, 또는 신비의 돌이라 불리기도 하
는데 비료, 화장품, 식기, 페인트 등을 만드는 실리콘의 주성분
이다. 산업이 발달하면서 실리콘은 보형물이나 조리기구와 같은
여러 형태로 개발되어 그 쓰임은 우리 실생활에 빼놓을 수 없게
되어버렸다. 운모의 주성분인 실리콘은 반도체의 주성분으로 산

업의 쌀이라 불릴 정도로 우리생활과 밀접한 관계가 있다. 그런 실리콘이 주성분인 운모는 생명을 키우기도 한다. 우리나라 특산종인 '금강송'은 궁궐을 지을 때 쓰인 소나무인데 단단하기로 유명하다. 경북과 강원도 등 운모가 있는 토양에서만 자란다. 정말 혼자 다 해 먹는 돌, 신비의 돌이라 불릴 만하다.

운모를 공학적으로 분석해보면 이산화규소, 알미늄, 칼륨 등 화학기호만 나온다. 그냥 돌이요 금속성분일 뿐이다. 그러니 백비는 광물에 속하는 한약으로 광물성 한약은 법제 즉, 제약화 하면 정말 대단한 효능을 지닌 한약으로 변신한다.

이 말에 질문을 던질 사람들이 많을 것이다. 성분이 명확하게 나오지 않았는데 어떻게 약으로 먹을 수 있느냐고. 당연한 질문이기도 하지만 백비는 현대과학의 물리 화학적 분석으로만 논할 문제가 아니다. 이런 분석은 아무 의미가 없다. 그래서 법제의 과정을 거치는 것이다.

예를 들면 우리가 그렇게 귀하게 여기는 인삼도 수많은 과학자들이 연구를 하고 있지만 그 인삼의 성분과 효능도 과학적으로는 충분히 규명하지 못하고 있다. 고혈압을 정상으로 내려주고 저혈압은 정상으로 올려주는 원리를 규명하지 못하고 있는 것과 같다. 이런 양면성을 가진 인삼의 효능을 분석하지 못하는 것이다. 인삼도 과학적으로 명쾌하게 분석을 못하였으나 현대인이 제일 즐겨 복용하는 한약이고 건강식품이다.

운모는 원래 도가 사람들이 수도하면서 육체적인 건강과 정신수양을 위해 복용하는 한약이다. 또 병을 예방하고 치료하는 약제이다. 수천 년 동안 도가 사람들이 수도를 할 때 운모를 복용하면서 정신적 육체적 건강관리를 했던 것으로 대대로 전해 내려온다. 현대 과학적으로 분석하면 절대 알 수 없는 것이고 오직 한의학적으로만 효능이 해석되어 애용해 온 것으로 수천 년 동안 산속에서 수많은 임상을 통해 입증된 것이다. 이처럼 수천 년 동안 이어져 온 임상이 있는데 현대 약리학을 따지며 무슨 검증을 할 수 있으리.

요즈음 신약을 개발 할 때 임상실험을 3상, 길게는 4상의 실험을 거쳐서 인체에 대한 효능과 부작용을 실험으로 거치는데 운모는 그런 식으로 따지면 논문으로 발표하지 않았을 뿐이지 20상 이상 거친 신약이다. 과학이란 다음의 과학에 의해 메치고 또 그 다음 과학으로 앞선 것들을 엎어 버리곤 하는데 거기에 무슨 검증을 맡긴단 말인가!

도가의 방약 운모(雲母)

도가 사람들이란 원래 부귀영화는 부질없는 것이라 하여 부귀영화를 멀리하고 오직 자연과 함께 호흡하며 자연에 동화하고 귀한 생명을 잘 보존하며 양생에 힘쓰면서 오래오래 살다가 온전히 자연으로 돌아가는 철학을 갖고 살아가는 사람이다. 이 사람들도 인간일진데 건강을 염려하지 않을 수 없을 것이다. 그러나 오직 운모로만 건강을 지킨 것은 아니지만 신선들이 건강 때문에 골골했다는 이야기는 듣지 못했다.

구선경(九仙經)에 의하면 운모는 대자연의 1200종의 정(精)과 72종의 구름으로 이루어진 영체(靈體)라 했다. 구름의 어머니라는 운모(雲母)의 한자가 그러하듯 대자연에서도 중력을 거스르고 존재하는 물질은 오직 구름이라 말하고 있는 것이다.

한의학 근본이론은 도가에 뿌리를 두고 있다. 仙丹(선단)약의 처방을 보면 운모가 들어가는 것이 많은데 그 약들을 들여다보면 속가에서는 독성 약들이 많아 깜짝 놀랄만한 것들이 많고 무섭기까지 하다. 그러나 그런 약들은 다 법제라는 제약과정을 거쳐서 만든 약들이다. 그처럼 놀라운 것들 중에서 특별히 다루기 어렵거나 한 것은 도가에서만 사용하고 정성과 집중력이 없이도 다룰 수 있는 것들이 모여진 것이 오늘날의 한의학이다. 운모는 그 많은 한의약에 속한 한약재임에도 세속에서는 활용을 잘하지 못했을 뿐이다. 이는 법제의 까다로움 때문이다.

도가 사람들은 그 수많은 도가의 방약 중에서도 운모는 빼놓지 않고 꼭 챙겨 먹었다. 운모 사용을 건강관리의 기본으로 했던 것이다. 도가의 방약 중에는 세속에서 보기에는 너무나 독성이 강해 위험하고 도저히 세속에서는 만들 수 없을 정도로 법제와 제조법이 까다로워 도가사람들끼리만 알고 복용하는 약제도 많다. 그러나 운모는 그렇게 까지 위험한 약은 아니다. 운모가 세속에서 사용했을 때 초래되는 조그만 위험을 방지할 수 있게 그들은 조심스럽게 운모를 다루며 세속에는 조금의 거리를 두었던 것이다.

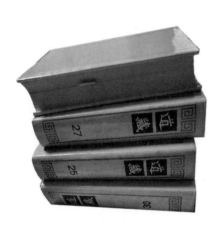
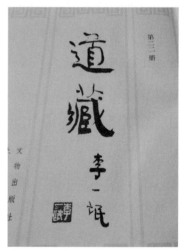

도가의 약 중 더 깊이 들어가 보면 속세에서는 절대 불가한 수은과 납을 법제하여 복용하는 방법 등의 처방이 있는데 이 약은 불노장생하고 모든 병을 물리치며 죽기 직전의 병도 살려낸다는 약이다.

이를 법제하는 데는 세 사람이 열 달씩 걸리는 작업으로 그만큼의 시간과 제약하는 사람의 집중력과 정성과 인내로 만들어진다. 세 사람 중 한 사람이라도 잠깐만 실수하면 실패를 하게 되니 그 만큼 정성과 집중력이 강하지 않으면 안 되는 제약 작업이다. 만약에 작업이 8개월째라 해도 불을 지켜보는 사람이 깜박 졸다가 불을 꺼트리기라도 하면 처음부터 다시 시작해야 한다.

약이 완성되기 전에 수은과 납에 중독될 수 있으니 조심해야 한다. 잘못되면 약을 만들다가 수은과 납에 중독되어 폐인이 될 수 있는 것이다. 설령 약 작업을 완성하였다 하더라도 현행법에 저촉되어 환자에게는 쓸 수도 없다. 만든 사람이나 도가사람들만 복용할 수밖에 없다.

평무독(平無毒)운모도 법제를 잘못하면 건강을 해친다

현대과학이나 우리의 현실에서는 허용되지 않는 수은과 납을 법제하는 도가식 한약재는 제대로 법제하지 못하면 너무나 위험하기 때문에 도가에서도 높은 경지에 오른 분들만 만들 수 있었고 낮은 수준의 수련 중에는 엄두도 낼 수 없었다. 나의 사부님께서도 세 사람의 역할 정도만 말씀하시고 더는 말씀이 없으셨다. '참동계'라는 책에도 나와 있기는 하지만 구체적이지는 않다.

진시황제도 이 약을 알고 시도 하다가 오히려 수은과 납에 중독되어 49세의 젊은 나이에 요절하였다. 진시황이 아무리 황제라도 속가에서는 욕심내면 과욕이고 함부로 접근해서도 안 되는 약인데 자기의 권력만 믿고 오만함과 과욕으로 오히려 생명을 단축하고 만 것이다. 요즈음도 수은과 납을 편법으로 법제하는 사람도 만나보았는데 위험한 짓이다.

본초경과 본초학에서 운모는 평무독(平無毒)이라 했다. 운모는 약성이 평이하고 독성이 없다는 것이다. 법제 하는 것도 수은과 납보다 비교할 수 없이 어렵지 않고 두 사람만 있으면 할 수 있으며 만드는 것도 수은과 납 법제보다 시간도 짧고 그냥 진행만 하면 된다. 제약과정에서 위험부담도 없다. 그런데 이처럼 본초학 책에도 법제법이 나와 있고 치료법도 나와 있으나 구체적이지 않고 세속에서는 결코 쉬운 일이 아니다.

무독이라 해도 법제가 제대로 됐을 때 이야기이고 속가에서 함부로 다룰 수 없는 애매한 것이 있다. 법제가 잘못되면 병을 치료하는 것이 아니고, 수은, 납 같지는 않겠지만 장수하는 것이 아니라 오히려 병을 만들어 건강을 해칠 수 있기 때문이다.

이렇듯 운모는 세속적으로도 정성이 필요하고 신중하지 않으면 제대로 법제할 수 없다. 그러므로 책의 표현대로 법제하기에는 애매한 점이 많고 도제식으로 배우는 것이 마땅하다.

이 운모 치료법은 도가 분들이 세속에 내려와서 치료한 분들도 가끔씩 있는데 대표적인 인물이 후한시대 갈선옹으로 운모로 치료하는 전설을 남기셨다. 그의 저서로는 '포박자, 갈선옹주후비급방' 등이 있는데 운모에 대한 기록을 백방으로 찾았으나 발견하지 못해 심히 아쉽다.

　전설로만 갈선옹의 운모치료법이 1800년 동안 전설로 전해져 올 뿐 역사적으로 남지는 않아 기록은 없다. 그런가 하면 운모 제법과 효능에 대해서 '한의본초학'이나 '본초경'에 기록은 되어 있으나 일반 한의사로서는 책대로만 법제했을 때 제대로 된 것인지 스스로도 믿지 못하여 이 운모를 이용하여 병을 고치는 데 활용하지 못 하는 것이 사실이다.

　학교에서나 본초학 책에는 대강의 법제법과 치료법만 나와 있다. 포털 사이트에도 운모를 먹고 건강해졌다는 글이 올라와 있는 것을 보면 가끔씩은 만들어 건강을 관리하는 사람들이 있기는 있는 모양이다. 도가에서 함부로 내놓으면 너도 나도 함부로 사용할까 두려워 감춘 것을 편법으로 만들어 사용하는 사람들이 있으니 조심하지 않으면 안 된다는 것을 잘 알 수 있다.

256살을 살았던 '이청운'

　지구상에서 가장 장수한 분으로 역사적으로 검증된 사람은 이청운이라는 분이다. 이청운은 도가 사람이다. 중국에서 256년을 사신 실존적인 인물이 있다. 1677년에 태어나서 1933년에 돌아가신 분인데 세속에서는 약초상, 무술가로 알려져 있는 인물이다. 더 알고 싶다면 포털 사이트에도 소개되어 있으니 그의 다른 이름은 '이경원'이므로 알아보면 될 것이다. 그 시절에 중국

신문은 물론이고 뉴욕타임스와 타임지에도 이분을 소개할 정도였다. 그때는 장수부문에서는 꽤나 유명했던 분이다.

이청운은 약초를 연구하고 무술을 연마하였다고 세속에는 알려졌는데 100세까지 한의학 분야에 뛰어난 성과를 인정받아 정부에서 주는 특별상을 받았고 청나라 궁중에서는 150세 때 축하연을 열어 주었으며 그 후 50년이 지난 200세 생일에도 축하연을 열어주었다. 그런 뒤에도 50년 이상을 더 살았던 것이다.

200살이 넘어서 대학에서 강연을 하기도 했고 청나라 군인들에게 무술을 가르치기도 했던 이분의 생전에 남긴 사진이 있는데 그야말로 기골이 장대하다. 그러나 임종 시의 사진은 미라와 같았다고 한다. 아무리 오래 살더라도 노쇠함은 어쩔 수 없고 한 번은 떠나가는 것이 인생인가보다.

그는 젊어서 산속으로 약초를 캐러 갔다가 선인을 만나 불로장생의 도를 배웠다 하는데 일생동안 실천하면서 256년을 살 수 있었던 이유를 이렇게 말했다. 평온한 마음을 유지하고 거북이처럼 앉으며 참새와 같이 행동하고 개처럼 잠을 자며 소식을 하되 구기자를 많이 먹으라는 것이었다. 이처럼 사람들에게 세속에서 할 수 있는 것만 알려주고 정작 운모 등 단약은 도가에서만 사용하는 것이라 하여 세속 사람에게는 언급하지 않았다.

천기누설 '한장법사 료병법'

나는 젊었을 때 도가의 수화풍(水火風) 사부님을 만나 운모법제 하는 법을 배웠다. 사부님과 운모를 만들어서 나도 먹고 환자들도 치료해주고 했었다. 그때 사부님 말씀이 치료법도 몇 가지 알려주셨는데 그 중에 암치료법이 있었다. 몇 사람 정도 치료하고 나서 운모는 바닥이 났고 다시 만들어야 하는데 감히 사부님께 다시 만들어도 되느냐고 물어보지도 못했다. 법제법은 사부님의 제법인데 나 혼자 함부로 만들어 쓰는 것이 송구스러워하다 그냥 세월이 흘러갔다. 40年이란 세월이...

40년이란 세월이 흘러 머릿속에서 지워지지 않았던 운모의 쓰임이 암치료의 비방임을 다시금 되새기게 되는 때가 온 것은 결코 우연이 아니라고 생각한다. 세속의 임상 45년을 정리하고 산속에 들어가 사부님께 배운 도가 공부나 하다가 조용히 자연속으로 사라지려 했는데 어느 날 36편으로 집대성 되어 있는 도가의 모든 것이 수록된 고서에서 운모의 법제와 이를 이용한 암환자 치료에 대한 내용을 발견한 것이다. 그냥 혼자서 담고 가기에는 세속에 암 환자가 너무나 많다. 몇 년 더 세속에 있으면서 인연되는 암 환자 돌봐주고 내가 사부님께 전해 받았듯이 나도 후배 한의사들에게 전해줘야겠다는 생각이 너무나 강렬하게 나를 잡아끌었다.

나는 가슴이 뛴다. 마치 '천기누설'처럼 우연히 도가의 깊숙한 곳에 감추어져 있는 '금함옥경'을 얻었고 이것을 속가에 전하고자 한다. 바로 '한장법사 료병법'이다. 꼭 한장법사님이 이 일을 하라고 나에게 전하려고 숨겨 놓으신 것 같다. 지금으로부터 천년 전 송나라 '한장법사'가 깊이 숨겨 놓은 것을 천년 만에 세상에 끄집고 나오니 감개무량할 뿐이다.

황극경세와 황극책수

내가 사부님 문하에서 황극책수 공부를 할 때 황극책수가 쓰이게 된 유래를 말씀하신 적이 있어 쉬어갈 겸 이야기를 하려한다.

옛날에 '소강절' 이라는 사람이 있었는데 이분이 어느 날 낮잠을 자던 중 쥐가 대들보를 왔다 갔다 하며 찍찍거려서 도저히 잠을 들 수가 없었다고 한다. 그 때 소강절이 베고 있던 베개는 도자기로 된 베개였는데 쥐를 향해 던지니 도자기 베개는 깨지고 깨진 조각을 버리려고 보니 조각 안쪽에 모년 모월 모일에 이 도자기는 쥐를 만나 깨질 것이다. 라고 적혀있었다고 한다.

소강절이는 이 상황이 너무 황당하여 도자기 구입처를 알아내고 도자기 구운 곳 까지 추적하니 가마쟁이가 하는 말이 어떤 노인이 와서 어느 골에 사는 사람이라 하고 베개를 주문하고 글을 써놓고 가버리더라는 것이었다. 궁금증이 풀리지 않았던 소강절은 가마쟁이가 알려준 어느 골의 골짜기에 닿았더니 집이 한 채 있어서 들어가 보니 주인장이 잘 왔다며 아주 반갑게 맞아 주었다. 그러면서 이렇게 말하는 것이었다.

"그렇잖아도 기다리고 있었습니다, 제 할아버지가 돌아가시기 전에 유언으로 나무상자를 주시면서 절대 열어보지 말고 모년 모월 보름날에 누가 찾아올 것이니 이 상자를 내어주라 하셨습니다."

소강절은 집에 와서 상자를 열어보니 '황극경세'라는 책이 들어있었는데 이 책을 열심히 공부하고 연구하여 '황극책수'라는 책을 저술 하였다. 이건 바로 점을 치는 책이다. 지금 점치는 이론과 책은 모두 이 황극책수에 근거하여 널리 퍼지게 되었다.

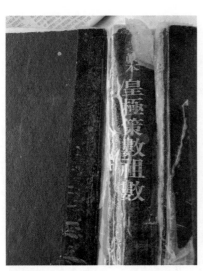
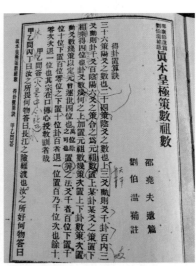

나도 한때 황극책수를 사부님 슬하에서 3~4년을 공부하여 환자들이 치료하러 오면 치료는 미뤄놓고 생년월일을 말하라고 하여 황극책수 방법대로 점을 쳐보면 정말 신통하게 잘 맞았다. 이렇듯 점이 맞으니 나도 재미가 있어서 빠지다 보니 입소문이 났는지 한의원에 치료하러 오는 것이 아니라 점치러 오는 사람이 더 많기도 했던 때가 있었다. 지금도 가끔은 암 환자의 운명을 보고 싶은 생각이 없지 않아 있는 게 사실이다. 그러나 잠시 미뤄두고 '내공신공 한의원'을 하게 되면 그때 가서 생각해봐야겠다. 황극책수와 황극경세는 지금도 서점에서 찾아볼 수 있다.

자가면역 치료제 백비

내가 이 이야기를 하는 것은 황극경세를 만들어 놓고 소강절을 기다렸듯이 '한장법사'의 치료법이 나를 통해 천년 만에 환생한 것이라 생각하기 때문이다. 혹시 한장법사님이 이 일을 예측하고 설계해 놓으신 것인지 모르겠다. 나는 가끔씩 한장법사님의 큰 뜻에 감사의 기도를 한다. 수많은 난치병을 치료하는데 지금부터 한장법사님의 뜻이 꽃을 피우게 될 것을 믿어 의심치 않는다.

현대의 최고의 난치병 암은 물론이고 자가면역 질환을 치료하는 것을 기록 해둔 것을 세상에 내놓는다 하니 뜻있는 한의사들의 참여가 이어지는 것도 우연은 아닐 것이다.

백비(白飛)란 기존에 있는 처방명이 아니고 내가 지은 이름이다. 이 이름은 운모를 법제해 놓고 만지면 흰 가루가 구름같이 공기 중에 흘러간다. 흰 가루가 날리는 그 모습이 정말 맑은 하늘에 구름이 흘러가듯 해 흰白 날飛로 작명하고 가루를 죽과 환으로 가공하여 처방한다.

  송나라 고분 출토품 중에 기구들도 나온다. 그런 기구를 만들어 사용할 수 있으면 좋겠지만 구할 수 없으니 기구는 옛 것 그대로 사용하지 못한다. 그러나 근본적인 것은 천년 동안 내려왔던 법제대로 옛날의 방법에서 어긋나지 않게 하면서 문명의 이기를 활용하여 좀 더 쉽고 확실하게 만들 수 있는 현대 기구를 이용하고 있다.

제 2 장

암을 치료하는
기氣혈血의 순환과 소통

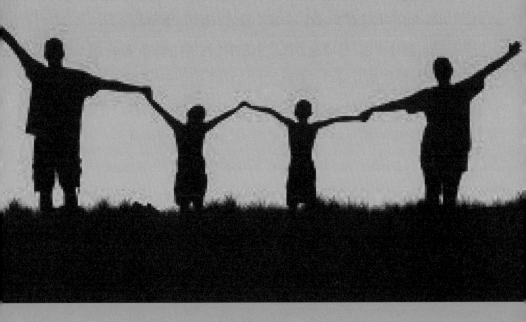

음허화동(陰虛火動) 水升火降(수승화강)

음허화동(陰虛火動) 水升火降(수승화강)하면 찬 기운은 위로 올라가고 따뜻한 기운은 아래로 내려가야 건강하다 하는 것 정도는 일반인들도 아는 사람이 많다. 즉 머리 가슴은 시원해야 하고 아랫배와 다리는 따듯해야 한다는 것, 이런 몸을 만들어 두어야 생리기능이 제대로 돌아간다. 집안에도 모든 물건들이 제자리에 있어야 살림살이가 제대로 돌아가듯이 말이다.

암 환자가 몸 상태를 어느 정도까지는 수승화강 하여 개선하는 것이 꼭 필요하다. 그렇다고 도가의 고수들이나 고승들처럼 하루 종일 얽매일 필요는 없다. 이분들은 높은 차원의 정신세계를 탐구하는 분들로 또 그들만의 세계가 있을 것이니...

암 환자는 말할 것도 일반 범인들은 陰虛火動(음허화동)에 대한 개념 없이 살았다 해도 젊었을 때는 우리인체의 항상성과 면역이 왕성하니 몸속에서 알아서 수승화강 해주지만 나이가 조금만 먹어도 인체의 항상성과 면역이 떨어지게 되면 제대로 陰虛

火動 (음허화동)을 관리하지 못해 여러 가지 증상이 나타난다.

　내 건강이 그전 같지 않고 뭔가 이상이 있는 것 같아 병원에 가 검사를 해보면 병원에서는 별 이상이 없다며 신경성이라 치부하고 방치하는 경우가 많다. 이 상태가 음허화동 상태이다. 양의사들은 음허화동의 개념자체가 없으니 이상이 없다고 한다. 그러나 음허화동이 좀 더 심해지면 동맥경화, 고혈압, 당뇨병, 신기능부전 등 수많은 병명의 딱지가 가슴에 붙게 된다. 그때부터는 나도 환자다. 나이가 들어 언젠가는 陰虛火動 (음허화동) 하여 병명의 딱지가 붙겠지만 미리 陰虛火動(음허화동)을 관리하고 관심을 두면 그 병명을 붙인 딱지가 붙는 것을 늦출 수 있다. 그러나 만약 암 환자라면 이 병명의 딱지가 붙었으니 개선의 노력을 해야 하지 않겠는가.

　陰虛火動(음허화동)하면 한의학적으로 氣(기)와 血(혈)이 소통이 되지 않는 것이다. 인체를 순환하는 것은 氣와 血로써 오장육부를 연결하여 인체를 유지하는 것인데 이처럼 인체가 陰虛火動(음허화동)하여 기와 혈이 순환하지 못하면 소통이 되지 않으니 오장육부가 서로 소통하지 못하여 여러 가지 증상으로 나타나는 것이다. 즉 水升火降(수승화강)하여 순환을 시켜야 하는 것이다.

　도가의 사상으로 보면 인체는, 아니 만물의 생명체가 다 그러하지만, 물기운과 불기운이 주재료이고 바람(風)이 요리조리 섞여서 인체를 만드는데 그 인체에서 바람이 제대로 인체를 섞지 못하여 陰虛火動(음허화동)하는 것이니 水升火降(수승화강) 해 주어야 순환이 된다. 암 환자라면 치료를 하기 전에 수승화강한 상태를 갖추어야 한다.

70억 인구가 다 다른 것은 水火風(수화풍)의 역할의 미묘한 차이이다.

인간이 무심코 생활하는 사이 陰虛火動(음허화동)하지 않은 사람이 없다. 선생님과 학생들 간에 완벽하지는 않더라도 어느 정도 소통이 이루어져야 수업이 가능한 것처럼 암 환자라면 완벽하게 하려 하지 말고 어느 정도 갖추는 것이 필요하다.

임상 45년 동안 양방적 병명이던 협심증, 고혈압, 암, 당뇨 등과 같은 병명을 갖은 환자나 한방적 병명이던 감기, 중풍, 설사, 학술풍 등의 병을 가진 사람들을 보면 陰虛火動(음허화동)하지 않은 사람은 없다. 정도의 차이만 있을 뿐이다. 주역에서 水火未濟(수화미제)쾌이다. 즉, 불이 위에 있고 물이 아래에 있으면 아직 구제하지 못하였다는 뜻이다. 불과 물이 따로 놀면서 조화롭게 섞이지 못하는 상태이다. 정기신(精氣神)이 조화롭게 자리를 잡지 못했다는 뜻이다.

이를 비유하자면 밥을 할 때에 밑에는 불이 있고 불 위에 솥이 있으며 그 안에 쌀과 물이 있어야 건강하게 밥이 된다. 그런데 솥이 밑에 있고 불이 위에 있어 열기로 밥을 하려 드니 밥이 제대로 될 수가 없다. 열기로 밥을 하다 보니 더 뜨거운 열을 필요로 하여 火가 動하는 것이다. 밥하는 것이 뒤죽박죽이다. 인체도 뒤죽박죽 변하니 이를 陰虛火動이라 한다. 이것을 바로 잡으려면 水升火降 하여야 한다. 즉, 따뜻한 기운이 아랫배로 가고 찬 기운이 가슴으로 가야한다는 것이다.

목욕탕에서 가끔 하체는 학다리 같이 가늘고 배와 가슴은 볼록하게 나온 사람을 보았을 것이다. 이 사람은 삶이 얼마나 남지 않았다고 보아도 좋다. 음허화동의 종착역이다. 그래서 옛 도사들이나 고승들은 水升火降(수승화강)을 위하여 고요하게 명상하고 단전호흡 수련하였던 것이다.

일반인들이 陰虛火動(음허화동)을 벗어나는 치료법, 즉 일반인들의 水升火降(수승화강)하기 위해서는 매사에 성급하지 말아야 한다. 火(화)기운이 위로 뜨기 때문이다. 하체운동을 하고 족욕이나 반신욕이 아주 좋으나 이도 무리하면 역효과 남으로 주의해야 한다. 이마에 가슴에 등에 땀이 송골송골 맺히고 흐를 정도로만 하라. 계속하다 보면 주역의 火水未濟(화수미제) 쾌가 주역의 水火旣濟(수화기제) 쾌로 변한다.

水火旣濟(수화기제)는 물이 위에 있고 불이 밑에 있으니 이미 구제했다는 뜻으로 물과 불이 조화롭게 섞여서 만물을 번성하게 한다. 예를 들면 학교 교실에서 수업을 해야 하는데 학생들이 선생님 말은 안 듣고 떠들기만 하고 수업에 집중하지 않으면 분위기가 엉망으로 되고 제대로 공부가 될 수 없다. 선생님과 학생이 따로 노는데 공부가 제대로 되겠는가? 즉 큰불이 밑에 있고 쌀과 물이 위에 있어야 제대로 밥이 보글보글 끓으면서 되듯이 인체도 水升火降(수승화강)이 잘 되어야 기(氣)가 순환하고 혈(血)이 인체를 순환한다.

　인체는 항상 혈액순환과 기의 순환이 잘되어야 병이 오다가도 도망가고 인체의 있던 병도 스스로 자연치유 할 수 있는 기반이 된다. 선생님과 학생이 소통이 잘 되어야 공부가 제대로 되듯이 화수미제를 수화기제로 완벽하게 바꾸는 것은 쉬운 일이 아니어서 완벽하게는 아니라도 어느 정도까지는 되어야 한다. 집안 살림도 완벽하게 정리하고 살기는 어렵지만 그래도 어느 정도 살림살이가 제자리에 있어야 살림이 제대로 돌아가는 것처럼.

족욕과 반신욕이 좋다.

　족욕과 반신욕은 환자라면 온도 42°~43° 전후로 약간은 뜨거울 정도로 맞추고 자기 기호에 따라 온도 조절을 하면서 무리하지 않아야 한다. 숨은 길게 깊이 들이마시고 숨을 내쉴 때 아랫배까지 기운이 내려간다 생각하고 아랫배에 힘을 준다.

　조용히 명상을 하면 더욱 좋다. 암치료 하는 데에는 전문적으로 할 필요 없이 이정도만 해도 충분하다. 이렇게 하면 기 순환이 잘 되고 혈액순환도 잘되니 암이 살아 갈 수 없는 환경을 만들고, 면역계가 제대로 활동할 수 있는 환경이 만들어진다.

너무 힘든데 귀찮다는 생각이 들겠지만 마음을 가다듬고 해보면 머지않은 시간에 보람을 느끼게 될 것이다. 1기 2기 정도면 수승화강만 잘 해도 암을 이길 수 있다.

한의사들 중에는 水升火降(수승화강)만 하여도 모든 병이 낫는다며 모든 병을 수승화강 치료만으로 열심히 하는 분들도 있을 만큼 수승화강은 매우 중요하다. 다시 강조하지만 陰虛火動(음허화동)의 예방법은 무엇이든지 천천히 하는 것이다.

精氣神(정기신)은 무엇인가

精氣神(정기신)을 이해하는 것은 현대물리학의 양자를 이해하는 것처럼 어렵다. 이것은 이해하기 어려우면 그냥 넘어가도 된다.

현대물리학도 원자 단위에서는 물리학적 법칙이 명쾌하다. 더 깊은 양자, 쿼크, 힉스 까지 들어가면 혼란스러워 하며 물리학 박사들도 도저히 명쾌히 표현할 수가 없다 한다. 그래서 연구하다가 신학에 빠져드는 물리학자들이 많다.

현대과학의 한계는 원자단위까지이고 아직까지는 그 이상은 또 인간이 접근할 수 없는 영역으로 대자연의 섭리의 세계인가 보다. 물리학 박사들도 양자를 유튜브에서 강의를 하나 양자의 실질을 확실히 설명하기는 힘들어 한다. 일반인들에게 사과를 먹어보고 사과 맛에 대해서 설명해 보라하면 설명하기 어려워 하는 것과 마찬가지일 것이다. 듣는 사람으로서는 도저히 알아들을 수 없는 이야기 들이다. 말만 많지 헷갈려한다. 마찬가지로 한의사들도 精氣神(정기신)을 알기는 알겠는데 설명하라 하면 여간 어려운 일이 아니다. 필자도 마찬가지다.

精氣神(정기신)을 비유해서 이야기 하자면 옛날 향로를 보면 밑에 다리가 셋이 있고 그 위에 향로 항아리가 있다. 향로란 향을 피우기 위하여 향로 항아리를 주로 사용하는데 밑에 다리가 없으면 향로 항아리로서 역할을 할 수가 없다.

인간사에서도 마찬가지로 손흥민이 오늘날 훌륭한 축구선수가 되기까지에는 무럭무럭 자랄 수 있게 보살핀 어머니, 인성과 기초 축구기술을 가르친 아버지, 사회에서 오늘날이 있기까지 이끌어준 사람들이 있다. 손흥민이 인체라면 손흥민을 이끌어준 어머니 아버지 등 모든 분들이 精氣神(정기신)이다. 손흥민이 나무라면 나머지는 뿌리이다. 뿌리 없는 나무 없듯이 精氣神(정기신)없는 인체는 없다.

현대 의료의 주류를 이루고 있는 현대 의학의 문제점 중 하나가 정기신에 대한 개념이 없다는 것이다. 눈에 보이지 않는 생명 활동의 원천은 인정하지 않으려 한다. 공기는 눈에 보이지 않는다. 나뭇잎이 흔들리나 흔들리게 하는 주체는 보이지 않는 것이다. 이처럼 나뭇잎이 흔들리는 것을 보고 공기의 존재를 알아야 하는데 보이지 않는 것은 빼고 나뭇잎만 가지고 논하려 한다. 정작 중요한 것을 놓치고 있는 것이다. 나뭇잎만 가지고 논하지 말고 나뭇잎과 공기의 관계에서와 같이 인체를 정기신과 육체를 같이 보아야 제대로 이해 할 수 있는 것이다.

현대의학은 인체를 물리 화학이라는 과학적 원리로만 이해하려고 하고 정기신의 개념이 없다. 요즈음 와서는 존재를 조금씩 인식하기는 하였으나, 과학이라는 이름으로 물리 화학적으로만 인체를 설명하려고 하는 것은 영원히 인체를 이해하지 못하는 길인 것이다. 현대 물리학이 물질의 근본을 이해하지 못하듯이 현대 의학자들의 한계다.

그나마 다행인 것은 하버드대학이나 M.D.엔드슨 병원 등, 세계적으로 최첨단을 달리는 병원에서 정기신을 과학적으로 밝혀지지는 않았으나 실증적으로 일어나는 현상을 인정하여 생명활동의 중요한 부분이 있음을 인식하고 환자 치료에 이용하고 과학적으로 규명하기 위하여 엄청난 인력과 연구 투자를 하고 있다.

미국에서는 침과 뜸이 암 환자 치료의 중심에 중요한 치료법으로 자리 잡았다. 실사구시의 자세는 미국의 위대한 점이다. 그러나 침, 뜸의 종주국인 한국에서는 과학적으로 입증되지 않았다며 침과 뜸 치료를 과학적이지 않다하고 무시하고 있는 실정이다.

이 책을 쓰면서 제일 어려운 문제가 암이 있으면 암도 물리치고 100년을 건강하게 사는 키포인트가 여기 있는데 이것을 어떻게 전달하고 이해시킬 것인가의 문제가 필자를 고민스럽게 하였다. 제대로 전달하기에 부족할지 모르나 비유법으로 설명해 보겠다.

옛날, 우리나라에는 전설로만 내려오는 신선들의 수명이 200세나 300세 또는 죽지않는다 등 정말 믿기지 않는 전설 같은 이야기다. 과연 가능할까? 筆者(필자)에게 묻는 다면 이론적으로는 단호히 가능하다고 대답 할 수 있다. 그러나 아무나 할 수 있으나 아무나 할 수 없는 것이다. 왜냐하면 정기신을 잘 보존하고 있는 우주가 정기신의 기운으로 영원하듯, 인체는 정기신만 온전히 살릴 수 있으면 절대 죽지 않기 때문이다. 그러나 살아가면서 정기신을 온전히 갖고 가는 것은 불가능 할 것이다. 이처럼 육체는 정기신의 도구요, 현상일 뿐이다.

精氣神(정기신)은 보이지는 않는다. 그래서 물리적으로는 세포 하나하나마다 볼 수는 없으나 정기신은 모든 세포 속까지 스며있다. 그래서 암과 싸우는 NK세포 즉, 면역세포 하나하나에도

精氣神(정기신)이 있어 그들끼리 체계를 갖추고 자율적으로 암세포와 싸울 수 있는 것이다. 암 환자에게 정기신의 중요성이 여기에 있다.

동의보감 등 한의학 서적에서는 정기신을 동원 할 수 있는 문자 중에 최고의 찬사적인 어휘를 동원하여 중요성을 설명하고 있다. 한의사도 정기신의 실체를 잡기 어려워하는 만큼 여기서 어려운 한의학 원문을 해석하는 것 보다 쉽게 비유적으로 설명하겠다.

도가의 스승이신 水火風(수화풍) 사부님의 가르침에 의하면 精(정)은 氣(기)와 神(신)의 어머니이다. 氣(기)와 神(신)을 보육하는 精정은 조상으로부터 물려받은 생명력 자체이다. 정이라는 한줄기의 기운이 있었기에 생명체가 탄생한 것이다. 어머니가 자식에 젖을 먹이고 추울까 더울까 어떻게 하면 탈 없이 잘 자랄까 애정을 쏟는다. 精(정)과 氣(기), 神(신)의 관계이다. 精(정)이라는 원천이 있어 氣(기)와 神(신)이 존재하는 것이다. 이런 식으로 생명의 원천인 정기신을 키워가는 것이다.

氣(기)란 무엇인가. 사람이 살려면 생명활동을 할 수 있는 에너지가 필요하다. 氣(기)는 생명활동을 하는 에너지의 뿌리 부분으로 에너지 자체이다. 모든 움직이는 것은 에너지가 필요하다. 자동차도 연료가 필요한 것은 마찬가지이다. 자동차의 바퀴가 돌아가는 것이 에너지라면 연료가 기인 것이다. 사과나무에 꽃이 피고, 잎이 있고, 열매를 맺는 것이 생명력, 즉 에너지라 하면 땅 속에 있어 보이지 않으나 나무와 꽃과 열매가 있게 한 것 즉, 뿌리가 氣(기)이다.

神(신)은 마음의 뿌리이다. 마음이란 생각하고 느끼고 판단하고 결정하는 것이다. 즉 神(신)이 '나'라는 존재의 주체인 것이다. 마음은 생각하고 판단하고 결정하는 것이다. 그 이면인 神(신)이 있어야 생명활동인 생각하고 판단 할 수 있는 것이다. 이처럼 신은 모든 생각도 인생의 방향도 결정한다. 정기신이 삼위일체가 되어서 육체가 생명활동을 할 수 있게 받쳐주는 것이다. 이러니 사람을 화학적 물질로만 보면 산사람과 죽은 사람과 무엇이 다르다 할 수 있겠는가.

다시 이해를 더 돕기 위해 자장면 집 창업에 비유해보자. 밑천이 있어야 창업 준비를 한다(精). 식재료를 사야하고 그릇도 필요하고, 간판도 달고 주문 받을 전화기도 있어야 하는데, 그러려면 밑천이 있어야 한다. 인체로는 이것을 精(정)이라 한다. 메뉴는 무엇으로 할까. 몇 시부터 영업을 할까 등, 생각하고 결정하여야한다. 이것은 神(신)이라 한다. 영업활동을 하는 것, 주문받고 열심히 일하고, 음식을 맛있게 만들고 하는 일이 氣(기)이다. 이것이 三位一体(삼위일체)가 조화롭게 되었을 때 그 자장면 집은 번성할 것이요(生), 그 중 하나라도 부족하면 불행히도 그 자장면 집은 망하는 길로 접어든다. (死)

精(정)과 氣(기)는 그 글자에서 보는 듯이 쌀 米(미)가 들어가 있다. 즉, 먹는 음식의 절대적 영향을 받는다. 음식으로 정과 기를 키워 나가는 것이다. 자장면 집도 밑천이 있어야 하고 영업으로 돈을 벌어야 되듯이 인간의 건강도 부모로부터 精(정)이라는 생명의 밑천을 얻어서 태어나고 그 뒤 음식을 섭취하여 에너지 원천을 보충하고 부모로부터 받은 精(정)을 더욱더 보강하고 생존 본능을 발휘하여 神(신)을 기르는 것이다.

인간을 물리나 화학적으로만 보지마라. 이 精氣神(정기신)이 인체의 자율 신경과 호르몬계를 지배하고, 나머지는 생명활동의 도구일 뿐이며 암은 생명활동 중의 반란일 뿐이다. 精氣神(정기신)의 받침이 튼튼해야 투병할 수 있는 뿌리 부분이 되는 것이다.

이러한 설명이 이해하기 힘들다면 이렇게 생각하길 바란다.

'인간은 육체 말고 정기신이란 것이 있어 육신을 떠받치고 있다.'

精氣神(정기신)은 중력을 이겨내는 힘이다. 향로가 세발이 있어 중력을 버티며 향로의 역할을 하게 하고 사람은 精氣神(정기신)이 있어 중력에 끌려가지 않고 생명활동을 할 수 있는 것이다. 그래서 투병하는 사람에게는 중요하게 다룰 수밖에 없다.

암 환자와 운동

인간은 석기시대 이전부터 아니 인류로 진화하기 이전부터 수렵이나 채집 등으로 음식물을 얻고 생명을 유지해왔다. 수렵이나 채집을 하려면 많은 운동량이 필요했었다. 수억 년 인류 진화과정에서 그러했고 5천 년, 일만 년 전만 해도 우리 인체는 그렇게 살아 왔고 이에 맞추어 인체의 항상성이 세팅되어 있지만 지금은 과학의 발달과 문명의 이기로 편안함만 즐기고 있다. 냉장고 문만 열면 음식이 준비되어있어 생존하는데 몸을 많이 움직일 필요가 없어진 것이다.

요즈음 주위에 들도 없고 산도 없으니 당연할 것이다. 지구상 모든 동물들, 달팽이는 달팽이대로, 호랑이는 호랑이 나름대로 자기에 맞게 움직이면서 항상성이 세팅 되어있고 우리 인체의 항상성은 인간에 맞게 활동하면서 생존할 수 있도록 세팅되어 있는데 활동하는 것이 부족하여 인간 본연의 항상성을 유지하는 생존의 법칙에 어긋나 있다.

특히 근대 5~60년 동안 생활은 편리해 졌으나 항상성유지에는 문제가 많다. 그래서 암의 발병과도 연관이 있을 것 같으니 일부로라도 운동을 해서 항상성을 유지하여야 한다. 앞으로 인간이 진화하면서 어떤 식으로 현대생활에 맞게 진화할지 모르지만 아직은 아니니까 그때까지 건강하게 생활하려면 운동으로라도 항상성을 유지해야 한다.

사람이 '살았다'와 '죽었다'의 차이점은 '움직이느냐' '움직이지 않느냐'의 차이다. 예를 들어 어떤 사람이 기절했다 치자, 꼼짝없이 쓰러져 있으면 혹시 죽은 것 아닌가 하다가도 손가락이 꿈틀하거나 움찔하기라도 하면 그것으로 살아 있음을 확인한다. 살아 있으려면 움직여야 한다. 움직이지 않으면 죽은 것이다. 움직이는 것은 삶과 죽음을 판단하는 척도이며 생명활동이다. 생명활동을 강하게 유지해야 면역이 강해지고 면역이 강해야 암을 이겨낸다.

살아있다고 다 똑같이 살아있는 것이 아니다. 체조선수나 축구선수 등 운동선수들과 누워 있다가 화장실이나 겨우 다니는 사람과는 살아있는 것이 질적으로 다르다. 다시 말하면 살아있는 것도 급수가 있는 것이다. 체조선수는 많이 움직이니 많이 살아있고 높은 급수이며 80대 노인이나 암 환자의 경우 겨우 움직이니 적게 살아있는 것이다. 환자든 아니든 끊임없이 이 급수를 올리는 것이 삶이다. 살아있는 증거이며 인생의 질이고, 건강의 척도이다. 그래서 운동이 중요한 것이다. 전문가가 있어 급수의 단계를 정해놓고 바둑 급수 메기듯이 운동능력을 테스트 하여 급수를 매겨 주는 것도 좋을 것 같다.

암 환자가 운동하지 않으면 기와 혈의 순환은 더욱 나빠지고 암과의 시소게임에서 암에게 좋은 빌미를 제공하게 된다. 암 환자들이 오랜 투병을 하거나 나이가 많으면 활동하는 것이 싫고 운동하는 것도 귀찮아 하지만 자기에 맞게 운동을 필수적으로 꾸준히 해야 한다. 가능하면 전신운동이 좋으나 도저히 못하겠으면 거실이라도 몇 바퀴 돌며 손가락 끝을 꼭꼭 눌러주기만 해도 운동이 된다. 이렇게만 해도 운동이다. 운동이라는 것은 중력이라는 것이 개입해서 1년 365일 동안 조금의 틈도 없이 나의 몸을 끌어당기게 된다.

어떻게 보면 건강이든 인생이든 삶의 모든 것이 중력과의 힘겨루기라 할 수 있다. 중력과 용기 있게 맞서서 중력을 잘 이겨내는 것이 삶의 질이요, 투병력이며 생명이다. 지상의 모든 생명체가 마찬가지다.

나무도 수백 년을 버티다가 중력을 이기지 못하면 쓰러진다.

이렇듯 중력은 공평하다 누구는 많이 당기고 누구는 적게 당기지를 않는다. 그러니 이 중력과의 힘겨루기에서 이기는 것은 누구도 도와줄 수 없다. 내가 해야만 하는 오롯이 나의 몫이다. 제대로 된 운동은 외로운 나와의 싸움이다. 이 외로움을 이겨내는 것이 중력과 힘겨루기에 승자가 된다. 운동은 자기 운동능력에 맞게 해야 한다. 운동을 하면 원래 숨도 차고, 근육도 당기고 관절도 아프다. 습관이 되기 전까지는 귀찮다는 생각이 먼저이나 이것을 어느 정도로 이겨내면서 하는 것이 운동이다. 운동하는 방법과 시간을 정해놓고 비가 오나 눈이 오나 습관이 될 때까지 해보라. 하루 이틀 방심하는 사이에 습관이 무너진다. 습관만 되면 오히려 운동하고 싶어서 온몸이 근질근질해진다.

운동을 오래하다 보면 운동에 중독되는 경우도 있다. 자기에게 맞는 운동의 정도는 지친다는 생각이 들면 과욕이다. 운동하고 나서 샤워를 하고 나면 상쾌해야 한다. 상쾌한 느낌이 강할수록 운동을 제대로 한 것이다. 운동 후에는 편안히 쉬어준다. 그래야만 교감신경과 부교감 신경의 밸런스를 맞출 수 있다. 환자마다 건강상태와 환경이 다르니 자기에 맞는 운동을 개발해야 한다.

그러나 탁구, 테니스, 베드민턴, 골프 등 한쪽으로 치우치는 운동보다는 줄넘기, 등산, 걷기, 달리기, 맨손체조, 산책, 헬스 등 균형을 이룰 수 있는 것으로 자신이 맞는 운동을 정해놓고, 꾸준히 해야 한다. 운동능력이 좋아지면 그에 맞게 운동량은 자연스럽게 늘려갈 수 있다. 무리하다 보면 꾸준히 할 수 없을 뿐 아니라 한 순간에 면역계가 무너지는 수가 있으니 조심하라.

임상에 의하면 암 치료를 하고, 암 덩어리가 줄어들면 체력이 좋아지고 매사에 의욕이 생기니 모든 것이 정상까지 가까이 와서는 자만심이 생기고, 투병생활에 위축되어 있다가 체력과 건강에 자신감이 생기면서 지칠 때까지 운동해서 한꺼번에 발산하다보면 완치 일보직전에 무너지는 경우를 종종 본다. 자신감이 있다 하더라도 아직은 살얼음판이다. 지나친 운동은 절대 삼가 하여야 한다.

그렇게 조심하라고 일러주어도 꼭 그런 사람이 있는데 이 때는 치료하는 나도 허무하고 환자 본인의 심정은 더 말할 것도 없이 공든 탑은 무너지고 처음부터 다시 탑을 쌓아야 한다. 운동은 외로운 나와의 싸움이지만 그 대가는 크다. 반드시 투병하는 사람은 꼭 실천하기 바란다. 특히 암환자라면 무리 없는 보건체조도 좋다.

도가의 혈타공

한의학적으로 암이란 기 순환과 혈액순환이 되지 않아서 뭉쳐진 것을 말한다. 그러므로 경혈을 두들겨서 혈 자리가 뭉치지 않고 기혈이 순환이 잘되게 도와주어야 한다.

도가에서는 오행권, 내가권, 구궁태상권, 혈타공, 역근경등 많은 무술적인 운동을 하면서 건강관리를 했다. 도가 운동 중 암환자에게 적당한 穴打功(혈타공)을 소개한다.

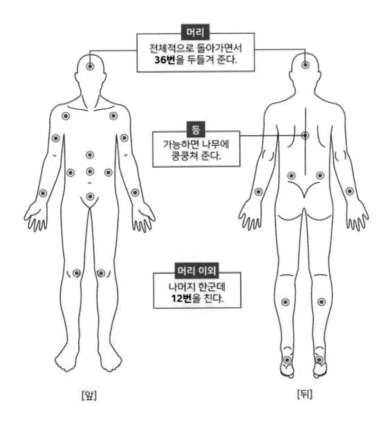

머리
전체적으로 돌아가면서
36번을 두들겨 준다.

등
가능하면 나무에
쿵쿵쳐 준다.

머리 이외
나머지 한군데
12번을 친다.

[앞]　　　　　　　　　　[뒤]

穴打功(혈타공)이란, 우리 몸의 경혈을 주먹에 힘을 주고 두들겨 주는 것을 말하는데 정확한 혈 자리를 찾을 필요는 없다. 약간 아플 정도로 두들긴다. 기력이 많이 쇠했다면 손바닥이나 손가락을 몇 개 뭉쳐서 해도 좋다. 아침에 자고일어나자 마자 하는 것이 가장 좋다. 여의치 않으면 시간이 나는대로 하되, 하루 한번 또는 두 번 정도 꾸준히 하면 몸이 아주 상쾌하고 기운이 난다.

암과 음식

환자든 건강한 사람이든 음식을 먹는 것은 두 말 할 필요 없이 중요하다. 특히 암 환자는 음식을 잘 먹어야 나약해진 정(精)과 기(氣)를 보존할 수 있다. 그렇다면 이 중요한 음식을 어떻게 먹을 것인가가 문제다. 심히 먹는 것이 조심스럽다.

일본이나 미국 등 암치료 센터들도 먹는 음식을 중심으로 센터를 운영할 정도로 먹는 것에 중점을 둔다. 미국의 의료계에서는 영양요법이라 하여 영양의 균형으로 암은 물론이고 난치병을 치료하고 있고 한국에서도 많은 의사들이 화학적인 약은 거부하고 영양소로만 난치병을 치료하는 의사들이 늘어나고 있다. 우리나라에서는 대체적으로 통합의학, 자연치유를 실행하는 센터에서 음식만으로 암을 치료하는 곳들이 많은데 치료결과도 만족스러울 정도로 좋은 결과를 얻고 있다.

음식을 먹는 것은 중요하지만 음식을 섭취하는 기준이 꼭 필요하다. 매번 음식을 먹을 때마다 기준을 정해놓고 음식을 먹으면 오래 지나지 않아 익숙해질 것이다. 기준을 정해 익숙해질 때까지 금방 암이 어떻게 되는 것이 아니니 걱정할 필요는 없다. 그렇다고 암에 좋은 음식이라고 무조건 먹으려 드는 것은 오히려 그르칠 수 있으니, 그렇다면 음식을 먹는 기준은 어디에 두어야 할까?

첫째는 오염된 음식을 먹지 말아야 한다. 이렇게 말하면 상한 음식을 말하는가 싶겠지만 우리 식생활에 밀접한 음식 중에 경계해야 할 식품을 말하는 것이다. 사회가 구조화되면서 음식을 대량생산, 대량소비하는 과정에서 음식의 보존과 대량생산에 어쩔 수 없이 보존제가 들어가 있는, 즉 가공식품을 말한다. 이런 음식은 국가에서 허용기준치라는 이름으로 식품첨가물을 허용하고 있으나, 암 환자 입장에서는 될 수 있다면 피하는 것이 옳다.

젖소에게 여성호르몬을 먹이면 6배 정도 우유를 더 짤 수 있다고 한다. 육우도 성장호르몬을 먹이면 2년에 키워야 할 것을 10개월이면 키울 수 있다고 한다. 그나마 호주산 소고기는 질기고 맛이 없어도 방목하여 키우는 소라고 하니, 호주산 소고기는 괜찮은 편이다. 이처럼 많은 우유를 생산하기 위해 여성호르몬을 먹인 젖소, 빨리 키우기 위해 성장호르몬을 먹인 소에서 우리가 기대할 영양소보다 우리 인체의 호르몬계에 악영향을 주어 항상성을 교란한다. 요즈음 아이들이 미성숙한 상태에서 초경이 빨라지는 것도 우유를 먹고 자란 이유라고 한다.

돼지고기는 말할 것도 없고, 오리고기는 먹어도 괜찮은 편이다. 그런가 하면 햄, 소시지 등 가공식품은 어떤가, 이런 가공식품 역시 W.T.O에서는 술과 담배 등과 같이 일급 발암물질로 지정되어 있다. 이처럼 햄, 소세지등 가공식품은 식품 보존제 등 식품 첨가물 등을 넣지 않을 수 없다고 하고 농산물도 농약을 치지 않고는 식물을 키울 수 없다고 하니 암 환자 입장에서는 친환경적이고 신선식품을 찾아서 먹는 것은 당연하다. 자연이 우리에게 준 그대로가 좋다. 그렇다고 가공된 식품을 어쩌다 조금 먹는 것으로 큰일 날 것처럼 호들갑 떨 필요는 없다. 즐겨 먹는 것을 피하라고 말하는 것이다. 어쩌다 조금 먹는 것은 그냥 있을 수 있고, 될 수 있다면 항상 신선식품을 찾아 먹어야겠다는 생각으로 무장하라.

위와 같이 문제가 되는 식품을 먹을 경우 건강한 사람이라면 면역계와 항상성이 어느 정도 정리를 해줄 수 있다. 식약청 기준은 건강한 사람을 기준으로 허용기준치를 설정해 놓은 것이다. 그렇다고 좋다는 이야기는 아니다. 그러나 암 환자는 암과 면역과의 시소게임에서 조금이나마 암에게 유리한 빌미를 제공하기에 피하는 것이 좋다. 암이 면역보다 우위에 설 수 있도록 도와주고 있는 꼴인 것이다. 그래서 식습관이 다른 환자라 해도 공통적으로 적용되는 것은 가공되고 오염된 식품이 아닌 친환경적인 음식을 먹어야 하는 것이다. 우선 기본적인 기준을 설정해 놓고 평소에 내 입맛에 맞는 음식을 맛있게 먹을 수 있어야 한다.

항상성과 면역체계에 대해 조금만 들여다보자.
남미 원주민들은 옥수수 위주로 식사를 하고 몽고 유목민은 양고기 등 육식으로 한국 사람들은 밥, 김치, 된장 등 각 지역마다 조상 대대로 지역에서 나는 식재료 위주로 식사를 한다. 주어진 환경에서 세팅된 식습관대로 즐겨 먹었던 음식을 중심으로 먹으면 된다. 그러면 인체는 습관적으로 거기에 맞추어 면역체계와 항상성이 세팅되는 것이다. 서양인과 동양인의 장의 길이가 차이가 나는 것도 다 그런 이유이다.

내가 초등학교를 다닐 때는 6.25전쟁이 끝난 뒤라서 나라가 가난해 미국에서 옥수수와 분유를 구호식품으로 받아먹었던 시절이 있었다. 초등학교 때 점심시간이 되면 옥수수떡과 우유를 나누어 줘 먹은 적이 있었는데 우리 몸의 항상성과 면역체계가 옥수수떡과 우유에 적응하지 못하고 학생들 대부분이 인체 항상성과 면역계의 1차 관문도 통과하지 못하고 설사를 하는 것이다.

설사를 하는 것은 인체의 면역체계와 항상성이 감당하지 못하기 때문에 배설해 버리는 것이다. 그러나 이것도 자주 먹으면 항상성과 면역이 안정되고 적응이 되어 설사를 하지 않게 된다. 이는 결국 무슨 음식이 암에 좋다기보다 내 인체의 면역체계와 항상성이 감당할 수 있는 음식이어야만 암 치료에 도움이 된다는 것이다. 그래야 몸에 무리를 주지 않고 소화 흡수를 할 수 있게 된다.

음식은 웬만큼만 먹으면 필요한 영양소는 대부분 섭취할 수 있다. 비싼 돈 주고 건강식품을 찾아다닐 필요 없다. 그 에너지를 투병하는 데 써라. 그것은 스스로의 항상성과 면역계의 위력을 믿지 못하고 자신감을 잃고 방황하는 마음 자세가 문제일 뿐이다.

암 환자는 면역체계와 항상성이 건강할 때보다 많이 약해져 있다. 그러니 음식 맛도 없어지고 기운도 떨어지는 것이니 내 몸에 맞지 않는 것을 억지로 먹게 되면 면역계와 항상성이 힘들어하므로 아무리 암에 좋다는 고급식품이라도 내 몸의 항상성과 면역이 받아들이지 않으면 도움 되지 않는다는 것을 염두에 두고 음식을 먹어야 한다. 개인마다 식습관이 다 다르고 항상성과 면역계가 다른데도 무엇이 좋다고 하면 그것을 어떻게 하든 구해 먹으려 하는데 제발 그렇게 하지 말기 바란다.

음식이란 목구멍을 통과하기 전까지는 시각과 미각, 영양 등에 대해 많은 말을 하지만 일단 목구멍만 통과하면 그때부터는 인체의 항상성이 영양소 별로 흡수하고 간에서 화학적으로 가공하여 필요할 때마다 생명 활동에 요긴하게 사용하게 된다. 이처럼 음식은 무엇을 먹는가도 중요하지만 정작 중요한 것은 오장육부의 항상성이다.

모든 필요한 영양소는 환자가 평소에 먹는 음식 속에 다 있다. 온갖 알아듣지 못하는 화학적 이름을 읊으면서 TV에서 떠들면 환자들은 그 뜻도 모르면서 따라 하고 또 그것을 구입하여 먹으면 대단한 과학적으로 유식한 식품을 먹는 것 같이 생각하지만 이미 환자가 평소에 먹는 음식 중에 다 들어 있다. 다만 전문적인 화학적인 이름만 모를 뿐이다.

이처럼 정보라며 떠드는 식품에도 유행이 있다. 유행에는 상술이 개입한다. 예를 하나 들어보자. 가족들이 할머니, 할아버지, 어머니, 아버지, 자녀들이 같은 식탁에서 같은 음식으로 식사를 하는데 할머니 할아버지는 늙어가니 뼈도 약해지고 기운도 점점 떨어진다. 아버지는 근육이 단단한데 어머니는 복부에 지방이 차고 아이들은 무럭무럭 자란다. 이는 같은 음식이지만 가족 구성원마다 항상성이 다르기 때문이다.

뉴스에 나왔던 또 다른 예다. 다른 음식은 일체 먹지 않고 OO라면만 먹었는데도 90년 이상 살고 계신 분이 있다. TV에 가끔 나오시는 분인데 장수한 비결을 물으니 "비결은 무슨 비결, 그런 것은 없고 라면을 먹으면 편해서 그냥 라면만 먹고 살았는데"라며 지금껏 잘살고 있다고 한다.

라면만 먹고 잘 살 수 있느냐 의문을 갖겠지만 충분히 그럴 수 있다. 그분은 40년 동안 OO라면에 항상성이 특화되어 항상성이 OO라면으로 생명유지에 필요한 모든 영양소들이 OO라면에서 섭취할 수 있었기 때문이다. 그러나 일반인이 그대로 따라하다가 OO라면의 항상성과 면역이 되어있지 않기 때문에 적응을 하지 못하므로 건강에 문제가 생길 수도 있다. 이처럼 항상성

유지는 라면이라 해도 누구는 생명을 유지할 수 있게 해주지만 다른 누구에게는 항상성의 차이로 TV에 나오는 그분 같이 건강 유지를 못할 수도 있다.

암 환자들은 건강할 때보다 항상성과 면역체계가 약화되어 있다. 그렇기 때문에 암이 생긴 것이다. 특히 수술, 항암, 방사선 치료를 하였다면 살얼음을 걷는 것처럼 아슬아슬한 상태이므로 조금이라도 부담을 덜어주지 않으면 지탱해주던 살얼음이 깨질 수 있으니 어떻게 하든 면역력과 항상성을 다시 끌어올려 줘야만 한다.

건강한 사람이든 환자든 먹어야 산다. 먹지 못하면 정기신(精氣神)이 육신을 지탱을 해주지 못하고 중력에 끌려가서 일어서지도 못한다. 환자가 아니라 해도 영 밥맛이 없다거나 자꾸 식사량이 줄어든다면 그 역시도 항상성과 면역체계가 약화되어 있는 것이다.

음식은 분명 암 환자에 이로운 음식과 해로운 음식이 있다. 오염된 음식보다는 신선한 음식, 딱딱한 음식보다는 부드러운 음식, 맛없게 먹는 음식보다는 맛있게 먹는 음식, 육식보다는 채식, 가공식품보다는 신선식품, 편식보다는 골고루 먹어야 한다. 가끔 어떤 음식이 먹고 싶다면, 예를 들어 짬뽕이 먹고 싶다면, 강력하게 먹고 싶다면 우리 몸의 항상성이 짬뽕에 있는 영양소를 필요로 한다는 신호이다. 이때 짬뽕 한 그릇 잘 먹고 나면 우리 몸이 편안해지고 기분이 상쾌해진다. 그것이 음식이다. 간혹 암이 필요로 해서 나의 몸의 항상성을 부추겨서 먹고 싶을 수 있으니 한 번 더 살펴볼 필요는 있다.

암 환자가 먹으면 좋은 식품으로 단연 버섯을 꼽는다. 식용버섯은 모두 다 좋으며 그중에는 표고버섯이 참 좋다. 사람들은 표고버섯을 흔하다고 우습게 보지만 정말 효과 가 좋은 버섯이다. 좀 더 귀한 버섯이라면 동충하초가 좋다. 동충하초는 식품이 아니고 약이다. 네팔 티베트 산지에서 1kg에 3000만 원이나 한다.

단백질이 많은 콩도 좋은 식품이다. 그러나 유전자 변형 콩(GMO처리)은 먹지 않아야 한다는 것은 잘 알고 있을 것이다. 생선도 좋은 음식이다. 그중에서 조기가 좋다. 생선도 중금속 오염과 미세 플라스틱 때문에 염려는 하지만 극히 미량이므로 그 정도는 나의 면역계와 항상성에 맡기자.

나물 채소를 많이 먹고 김치 된장 등 맛있게 먹을 수 있으면 제일 좋다. 암환자라면 생것과 날것을 먹지 말아야 한다. 이것들은 암과 면역의 시소게임에서 면역을 소비하는 것이다. 왜냐하면 생것 날것에는 세균 기생충이 있기 때문이다. 세균 기생충은 암하고 친구라고 생각하면 된다.

건강식품도 유행 따라 변하는 것을 많이 본다. 개똥쑥이 좋다

하면 너도나도 개똥쑥을 먹다가 쏙 들어가고 어떤 때는 미역귀 다리가 좋다 하다가 어떤 때는 가시오가피가 좋다 하고, 시장의 품귀현상을 일으키다 조금 지나면 언제 그랬냐는 듯이 온데간데 없이 사라진다. 내 귀한 생명을 유행에 맡길 수는 없지 않은가? 그런 것 찾는 시간에 된장국이나 맛있게 끓여서 밥 한 수저 더 먹는 것이 최고다.

음식이 뭐든 기분 좋게 먹을 것을 권한다. MSG가 인체에 나쁘다 하나 암 치료에 영향을 줄 정도로 해롭다는 것을 증명하지도 못하고 근거도 없다. 혹시 해롭다 해도 음식을 맛있게 하여 잘 먹게 할 수만 있다면 식사를 잘못하는 것과는 비교할 수가 없다.

좋다는 식품을 찾아다니는 것은 그저 환자의 불안과 초조함을 달랠 뿐이다. 식품은 식품일 뿐이다. 약은 아니다. 한약 중에는 녹용이 든 보약은 삼가하라. 녹용에는 성장호르몬이 있어 항상성 상의 기회를 노리는 암에게만 유리하다. 면역세포에 유리한 보약은 산삼이 좋으나 구하기 힘들고 가격도 비싸다. 산양삼이 좋고 옻나무 추출물이 좋다. 그리고 파벽 송화분이 좋다.

정말 초조하고 불안함을 떨치고 싶다면 해독을 하는 것도 방법이다. 독소에도 정신적 독소와 육체적 독소가 있는데 이 독소를 제거해주면 암을 극복하는 좋은 환경이 된다. 정신적 독소 제거는 우선 살아오면서 있었던 악연을 용서하라. 종교인이면 종교의 힘을 빌리는 것도 좋은 방법이다. 1등 하려 하지 말고, 2등만 하라. 남과 비교하지 말고 나의 현실을 직시하며 순리로 모든 문제를 풀어라. 단전호흡을 하고 명상하라.

육체적 독소는 특히 육식을 섭취하고 나면 찌꺼기가 남기 때문에 대장청소를 하는 것이 좋다. 이 남은 찌꺼기를 제때 배설해주는 것이 좋다는 말이다. 다른 해독요법이 있으나 여기서는 생략한다. 혼자서 힘들거나 도움이 필요하다면 필자에게 연락하라. 조언해줄 수 있다.

제3장

암 놓친 현대의학
암 잡는 자연의학

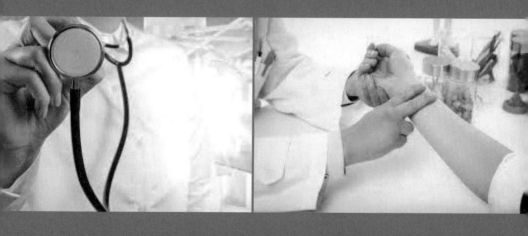

현대과학이 이길까 암이 이길까

現代(현대)과학의 암치료는 우선 보기에 진단장비만 해도 초음파, CT, MRI, PET-CT 등 진단기 가격만 해도 수억 수십억 수백억씩 하는 고가 장비다. 크기도 승용차만한 것부터 집체만 한 것도 있다. 결과는 영상 사진으로 출력하여 진찰 결과를 설명해주고 CD에 복사까지 해준다. 참 대단한 현대장비의 위력이다.

그러나 내가 보기에는 조폭이 나오는 영화에서 최고급 승용차를 탄 두목이 있고, 까까머리에 양복을 입은 부하들이 90도로 "예 형님"하면서 위세 부리는 것 쯤으로 보인다. 그들은 의료기관일 뿐이다. 그 위세에 눌려 환자로서는 이 이상 더 어떻게 더 나은 다른 진단을 할 수 있단 말인가. 수많은 과학자들과 최고 석학들이 연구했고 그 연구논문을 다 모으면 큰 빌딩 하나는 채울 수 있는 자료가 있는데, 그렇게 내린 결론인데 말이다. 이렇게 위풍당당하고 명쾌할 수가 없다. 거기에 더해 혈액검사를 하여 전체적인 상태를 설명하면 환자는 그야말로 압도당하고 만다.

그 다음은 치료 대책을 설명한다. 이제부터 환자는 순한 양이 된다. 그러나 이는 암의 원인을 진찰한 것이 아니라 결과만 진단한 것이다. 환자는 이것 저것 생각할 겨를이 없다. 제대로 암을 정복하려면 진단 결과만 제기 한다고 되는 것이 아니다. 원인이 더 중요한데도 거기에 대해서는 한 마디도 없다. 원인을 알아내 원인부터 제거하고 그 다음에 결과를 제거하는 것이 옳을 것이나 눈에 보이는 이놈들은 나쁜 놈들이니 이 나쁜 암 덩어리를 없앨 수 있는 방법 수술, 항암, 방사선만 가지고 설명한다. 원인에 대한 진찰 자체가 없다. 원인을 알려고도 하지 않는다. 아니 진찰할 능력도 없다. 원인에 대한 의문점은 발암물질 이외에는 깊이 알려 하지도 않고 오직 나쁜 놈들만 없어지면 그만이라고 생각한다.

현대의학은 마치 벽에 곰팡이가 피었다면 곰팡이 제거제를 뿌리고, 물걸레로 닦고, 건조시키는 것으로 곰팡이가 없어졌다고 하는 것과 같다. 근본적인 원인을 찾지 않고 보이지 않았다고 해서 없어진 것이 아닌데도 말이다.

지붕에 물이 새는 곳이 없는지 배관에는 문제가 없는지 살펴보아 곰팡이가 왜 피었는지 원인을 찾고 그 원인을 제거해주어야 제대로 곰팡이에 대처할 수 있다는 것이다. 원인을 제거하면 곰팡이는 시간이 지나면 닦아내지 않아도 자연스럽게 없어진다. 당연히 곰팡이가 살 수 없는 환경이니 곰팡이는 죽고 사멸하고 마는 것이다. 이것이 현대 의학과 자연의학의 철학적 차이이다.

암 진단의 승리, 현대의학

현대의학은 진단까지는 단호하게 상황을 설명하지만 치료에 있어서는 확신을 갖고 말하지 못한다. 어디에서 물이 새는지 알지 못하고 대책이 없으니 곰팡이가 다시 생기면 그때 또 없애면 되지' 하는 식이다. 원인을 찾아야 암을 제대로 치료할 수 있다는 개념 자체가 없다. 결과를 진단하는 것은 정말 존경한다. 현대과학의 승리이다.

1~2기 정도는 그나마 확신을 갖고 말하고 뒤끝은 흐린다. 3기정도 되면 확률로 말하고 치료방침을 이야기 하며 지켜보자 한다. 왜냐하면 물이 언제 스며들어 언제 다시 곰팡이가 필지 모르니 지켜볼 수밖에 없을 것이다. 열심히 하면 좋은 결과 있을 것이라 한다. 좋은 결과가 없어도 그것은 오직 환자 몫이다.

진단은 진단이고 치료는 치료다. 현대과학은 진단에는 강하고 치료는 약하다. 결과에는 밝고 원인에는 약하다. 약하다기보다 근본 철학이 없다. 현대 과학자들은 인정하지 않지만 치료하는 동안 수술, 방사선, 항암제등으로 망가진 몸은 오로지 환자 몫이다. 시위대와 경찰과의 충돌에 선량한 시민들의 피해는 오직 시민 스스로의 몫인 것처럼.

암이란 병에 잔뜩 겁을 먹고 있으니 살아날 수만 있다면 치료과정의 어려움과 부작용 정도는 감내하고 고맙게 생각한다. 1,2,3기에 치료하고 완치된 걸로 알고 있다가 정기검진 중에 전이나 재발 되었다는 진단이 나오면 이 때 부터는 4기이다. 병원에서는 누구는 재발하고 누구는 재발하지 않을지를 모른다. 왜냐하면 그것은 암과 면역의 시소게임을 이해하지 못하는 것 때문이다. 이는 오로지 환자의 몸이 재발할 수 있는 몸속의 환경 탓인데 간과하고 있기 때문이다.

내 학창시절에는 삼선 개헌 반대, 유신 반대 등 시위가 많았다. 시위가 일어날 환경이 되면 반드시 데모 시위는 일어난다. 시위를 진압하면 우선은 좀 조용해지지만 원인이 제거되지 않은 상태에서는 그 끝은 비참하다. 시위가 일어나지 않을 환경을 만드는 것이 근본적인 해결법일 것이나 그런 환경을 만들지 않는다. 시위대가 시위를 언제 다시 일으킬지는 생각할 필요 없이 시위가 나면 또다시 특전사로 무장한 군인들을 동원하여 진압하면 조용해질 것이니까.

마치 현대의학도 이 시위 진압과 같다. 암이 진행되거나 전신으로 전이되면 말기 암이다. 이때부터는 현대의학으로는 완치는 없다. 그때마다 대증요법으로 암마다 수많은 항암제 즉 세포 독성치료제를 투여하고 수술하고, 방사선을 하고, 이처럼 무차별 공격을 하니 몸은 망가질 대로 망가진다. 좀 좋아지나 했더니 다시 나빠지고, 좀 줄은 것 같더니 다시 커지는 시소게임에 접어든다. 그러다 결국은 5년 생존율이라는 요상한 기준을 정해놓고 오래 살았다고 한다. 그도 그럴 것이 4기 말기 암은 60年 전이나 지금이나 암 치료가 발전해도 완치율이 올라가지도 않았다.

암 1,2,3기는 치료하지 않으면 커질 위험도 있지만 자연적으로 생겼다 없어졌다 하는 암이다. 그러니 이때 치료는 특별한 의미가 없다. 당분간 암이 커지는지 작아지는지 지켜보는 것도 좋은 방법이다. 지켜보는 동안 암이 살 수 없는 환경을 만드는데 노력하는 것이 옳다.

그러나 병원에서 잔뜩 겁을 주었으니 대부분은 병원에서 할 수 있는 방법을 다 써서 암이 눈앞에서 사라지게 한다. 내 몸에 암세포가 있다는 생각만으로 불안하고 초조하고 그냥 두고는 도저히 살수가 없다. 그냥은 도저히 암과 같이 살 수가 없는 것이다. 수술을 하고 항암치료를 하고 난 후에 오히려 암이 잘 살 수 있는 환경이 조성될 것인데도 말이다.

언론에서는 한 달이 멀다하고 현대 과학적으로 조만간 암은 완전 정복될 것처럼 보도하고 있지만 그 소식을 듣고 있는지도 수십 년이 되는 것 같다. 그러니 획기적인 암치료법이 나왔다고 해도 이제는 별 관심을 두지 않는다. 암 치료기인 중입자 가속기가 나왔을 때 마치 이 기구로 암이 완전히 정복될 수 있을 것처럼 대대적인 언론보도가 있었다. 이 치료기 하나 때문에 큰 병원을 짓고 암을 치료할 수 있는 꿈의 치료기라고 했으나 이 기구도 실망을 주는 것은 마찬가지였다.

나 스스로도 꿈의 치료기라 하기에 일말의 희망을 걸고 나의 환자 중에 원하는 사람들에게 권해서 보내보았다. 환자들을 상해병원에 일본병원에 전원 시켜 보면 꿈은 무슨 꿈, 희망을 산산조각 내는 꿈이었다. 치료비는 또 얼마나 많이 드는 지, 암 치료비가 중국 상해는 8000만 원, 일본은 1억 5000만 원이라고 하는데도 장비에 압도당하고 꿈의 치료기란 소문에 막대한 치료비를 들였으나 완치되는 줄로만 알았는데 진실을 알고 나면 가졌던 희망이 꺾이고 어디를 둘러봐도 캄캄하니 자포자기하게 되는 경우를 보아왔다.

중입자 가속기로는 산불의 큰 불은 끌 수 있으나 작은 불은 끄지 못한다. 남은 불이 또 큰불이 된다. 큰불은 끄고 작은 불은 남겨둘 것이 아니라 전 산이 불이 붙더라도 불이 번지지 않는 환경을 만들어야 하지 않겠는가? 이처럼 작은 불을 남겨두는 치료법은 제대로 된 치료법이 아니다. 큰 불만 끄고 시간을 조금 벌 뿐 또 다시 불이 살아 날 환경은 그냥 두는 것과 같다.

큰 암을 태워서 없앨 수는 있다. 일말의 효과는 있을지 모르지만, 인체에 해를 덜 주고 암세포만 태운다고 하지만 절대 암 전부를 태울 수는 없다. 일단 이렇게 치료하면 완치되는 것으로 착각하는데 큰 오산이다.

미리 정보 분석을 해 볼 필요가 있다. 산불도 낙엽이 바싹 말라 있을 때, 나무도 잘 탈 수 있을 정도로 말라있을 때 산불이 난다. 여름에 녹음이 우거지고 잎이 싱싱할 때는 산불이 나지 않는다. 왜냐하면 산불이 날 환경이 되지 못하니까.

현대 과학적 치료는 여기까지이다. 현대과학으로는 어디를 둘러봐도 캄캄하다. 그러면서 자기들 치료를 합리화 하며 큰소리란 큰소리는 다 친다.

현대의학의 암울한 이야기

약물치료는 자본을 살린다는 말을 들어본 적이 있는가? 대증요법이 치료효과가 없음을 알면서도 마치 완치제처럼 부풀려져 자본가의 배를 불리기 위해 의료시장을 점령했다며 이미 고인이 된 미국의 유명한 경제학자들의 이름이 거론되곤 한다.

점령된 화학적 요법이 환자를 죽음으로 몰고 간다는 것은 전쟁 후 우리나라 50년 현대의학의 암치료 역사를 보면 알 수 있다. 의료장비가 없으면 의료시장에서 도태되니 금융계는 대출까지 해주며 의료장비를 갖출 수 있게 하고 그런 장비가 갖춰 있으면 환자는 그 기구에 매몰되어 죽어간다.

선진국에서는 암에 대한 최상의 대책이 무검사, 무진료라는 풍조가 일고 있다고 한다. 그도 그럴 것이 암전문의 271명 중 270명이 자신이 암에 걸리면 항암제 치료를 단호히 거부하겠다고 한다니 무검사 무진료가 암을 얻고도 오래 살 수 있는 방법일 지도 모른다.

암의 정보가 넘쳐나듯이 암 관련 서적도 난무하지만 나는 일본의 '후나세 슌스케' 박사의 책을 관심있게 보면서 공감하지 않을 수 없었다. '후나세 슌스케' 박사는 환경문제를 중심으로 편론 집필 강연활동을 하고 있는데 박사의 책은 우리나라와 일본의 베스트셀러가 되기도 했다.

박사의 발표에 의하면 항암제를 투여한 10명 중 1명 정도만 종양이 축소가 되었고 9명은 효과가 없었다는 것이다. 그런데도 항암제를 대량 투여하는 이유는 거대한 암산업의 이권 지배에 구속되었기 때문이라는 것이다. 또한 일본 휴생 노동성의 항암제 총괄책임자인 의료과장 역시 항암제는 아무리 써도 듣지 않는다고 공인하고 사망한 암 환자의 80프로가 암에 의해 죽는 것이 아니라 항암제 방사선 등의 부작용 때문이라는 사실을 일본모 국립대학 의학부 부속병원에서 2년 동안의 관찰을 발표한 바있다.

항암제, 방사선 , 수술 중 가장 대중적인 것이 항암제 요법이다.

항암제의 별명은 세포독으로 표시하고 거기에 첨부된 문서에는 세포를 죽이는 독극물이라 씌여 있다니 이 얼마나 무서운 일인가. 암세포를 죽이려 독을 썼다가 멀쩡한 정상세포가 독에 의해 죽는다는 것을 생각하면 무섭기만 하다. 이처럼 온몸의 장기와 조직에 맹독물을 주사하는 것이 너무나 쉽게 이루어지고 있는 것이다.

이 항암제는 환자에게 투여해서 4주 이내 10명의 환자 중 1명만 줄어들어도 '효과있음'으로 약품 인가를 받아 세상에 나온다고 한다. 투여 받은 항암제 종류가 많을수록 재발과 증식, 사망에 이르는 시간은 짧아진다. 항암제를 투여하면 암세포는 즉시 유전자를 변화시키고 항암제를 무력화시키므로 또 다른 종류의 항암제가 들어와도 반항암제 유전자를 만들어 똑 같은 반응으로 내성이 생기고 화학제만 몸속에 쌓는 꼴이 되고 만다.

방사선은 또 어떠한가. 방사선은 면역 기능을 파괴한다. 면역 기능을 파괴하니 몸이 쇠약해지는 것은 당연하며 조혈기능을 파괴하고 암세포와 싸우는 NK세포 등을 없애 버린다. 그러니 방사선은 몸 안의 세포를 태우는 방사포나 마찬가지인 것이다.

암을 바라보는 현대의학의 시선

암치료법으로는 그야말로 현대의학 3대 치료법이 전통적 치료법으로 유지되고 있지만 이 3가지의 문제는 암의 근본적인 원인을 뽑아내지 못한다는 것이다.

지난 50년간 이 암의 발병이유를 유전자로 보고 유전자가 문제라고 하지만 이 역시 인정된 바 없다. 암을 치료한다는 치료법이 발암을 일으키는 이 아이러니, 아는 사람은 다 아는 이런 사실을 말하려니 의사로서 가슴이 답답하기만 하다.

변화 없는 3가지 치료 중 병원에서 권하는 수술은 성공의 첫 번째라 말한다. 그래서 수술할 수 있는 정도라 하면 감사해 하고 수술을 하지 못한다고 하면 그대로 절망한다.

두 번째로는 방사선이다. 부작용을 두려워 하기는 하지만 그 부작용으로 노출 방사선이 암을 유발한다는 것을 분명 듣긴 들었을 것이다. 그럼에도 거부하지 못한다. 항암제는 어떠한가, 머리가 빠지고 구토를 하는 등의 부작용 정도는 모두가 그렇듯이 감내할 수 있는 만큼이라 이야기 하지만 중요한 것은 그 정도에서 그치지 않는다는 것이다.

방사선은 면역 기능을 파괴한다. 면역기능을 파괴하니 몸이 쇠약해지는 것은 당연하며 조혈기능을 파괴하고 암세포와 싸우는 NK세포 등을 없애 버리는 것이 방사선이다. 현대 의학계에서는 이 항암치료로 인해 기억력, 집중력 장애뿐 아니라 유방암 환자들은 심하면 치매까지도 염려해야 할 상황이다. 더욱이 이 모든 것을 각오하고 화학적 치료를 받아도 겨우 20명 중 1명만 효과를 보였다고 하는 것은 기가 막힐 일이다.

화학제 치료제는 발암물질이지만 치료제라는 명목으로 인정한 발암물질이라고 이해하는 것이 빠르다. 그러니 미국은 암치료 후 안정 규정으로 붕대나 주사 등을 모두 소각한다. 이렇듯 암덩어리 사멸을 위한 것은 환자가 원하는 것이 아니고 제약회사와 의사가 원하는 것이다. 어느 환자가 이런 암과 제약회사의 생리를 안다면 암덩어리 떼어주라고 몸을 맡길 수 있겠는가.

현대의학이 자연의학에 손을 들다

100년 전 미국은 암치료를 위한 학파가 두 개였다.

1학파는 대증요법으로 치료하는 현대의학파였고 또 한 학파는 자연주의요법의 학파로 의사는 2개 중 1개를 선택할 수 있었고 경쟁 또한 치열했다고 한다. 대증요법인 현대학파는 나쁜 피는 뽑아내야 한다며 그 당시 마취제가 없어서 광물질들을 마취제 대신 주입하고 수술을 했다.

병을 병 자체로만 보지 않고 병을 가진 사람의 몸 상태를 조화롭게 살피는 통합적인 차원의 의학이 바로 자연의학이다. 서양의학의 아버지 히포크라테스도 모든 병의 원인은 독소라고 했으며 음식으로 치유할 수 없는 병은 의술로도 고칠 수 없다고 한 것처럼 병의 치료를 자연의학에 기초를 두고 있다. 이처럼 자연요법은 경험주의로 이론 보다 경험을 중요하게 생각하였는데 미국 원주민들이 이 요법을 많이 사용했다고 한다. 대체요법도 여기에 속한다.

그러나 전후 미국에서의 통상요법은 지금의 3대 요법이었고 비통상요법을 배제했었다. 식사요법도 대체요법으로 간주하고 위법행위라며 탄압하고 체포하며 병원을 폐쇄하기까지 하였다. 이처럼 자연의학에 의한 암 치료는 반쪽자리라고 폄훼하고 맞춤치료는 인정하지 않았던 미국이 1980년대 후반부터 바뀌기 시작했다.

국립암연구소 소장은 항암제는 무력하며 암 종양은 순식간에 자신의 유전자를 변화시켜 항암제에 대한 내성을 갖는다고 발표했다. 더욱이 재밌는 것은 효과가 없는 약일수록 생존기간이 길었다는 사실이다. 이 얼마나 아이러니인가!

미국 국립암연구소 NCI는 1988년 항암제는 독한 발암물질로 우리 몸에 투여하면 다른 장기나 기관에 새로운 암을 발생시킨다는 리포트를 발표했다. 이처럼 미국 국립암연구소 소장이 항암제를 철저하게 부정하는 실험보고서를 발표하자 국가 조사 기관인 QTA가 움직였다. QTA는 미국의회의 기술평가국으로

1990년 항암제의 유효성을 완전 부정하는 실험보고를 근거로 대체요법 쪽이 말기암 환자를 구하고 있다는 것을 인정하기에 이르렀다.

이렇게 미국은 3대 요법에서 대체요법으로 전환 후 암환자와 암사망율이 감소했다고 발표하자 대체요법에 대한 국가예산이 대폭 증가했다. 대체요법에 할당된 예산이 1990년 이후 10년 동안 300만 달러에서 2억 달러로 무려 60배나 급증하였으며 현재도 5대 4의 비율로 대체요법이 우위를 점하고 있다.

이처럼 미국은 현대의학이 암과의 전쟁에서 패배를 선언한 나라이다. 이로 인해 미국의 암치료는 변하기 시작했지만 이러한 사실을 의학계나 언론이 함구 은폐하여 지금에 이르고 있고 여전히 3대 요법으로 치료를 감행하고 있다.

세계는 지금, 서양의학이 말하는 보완대체의학

위에서 언급한 바와 같이 100년 전의 미국 의학계는 대체의학을 배제하기도 했으나 지금은 자연주의의학, 즉 동양의학이나 대체의학을 적극적으로 받아들이고 있음을 알 수 있다. 굳이 암이 아니어도 지금 세계적인 의학의 움직임을 알아보는 것은 대자연의 섭리 속에 우리 인체가 속해 있으며 내가 백비를 연구하는 것과 무관치 않을 것이기에 여기서 잠시 대체의학의 현주소를 들여다보도록 하자.

미국은 불과 몇 십 년 전까지만 해도 서양의학은 동양의학이나 대체의학을 철저하게 외면 해왔지만 지금은 동양의학, 대체의학을 동시에 광범위하게 사용되고 있다. 이러한 사실은 이들 의학 속에 상호보완적인 측면이 많이 있다는 것을 반증하는 것이며 그 바탕에는 건강과 병을 바라보는 관점에 대한 인식의 전환이 깔려 있다고 볼 수 있다. 즉 내가 암 환자가 현대의학으로 검사한 진단서를 가지고 오면 나는 그 암의 원인을 찾아 한의학적으로 치료를 하는 것과 같다.

미국은 1992년에 국립보건원 산하에 대체의학국(OAM)을 설립하였고, 이후 국립보완대체의학센터(NCCAM)로 승격시켜 연구비를 투자해가면서 그 영역을 넓히고 있다. 1996년 애리조나 의과대학에서는 과학화된 대체의학 중 의사의 수용도가 높은 시술은 서양의학에 통합하여 통합의료프로그램을 만들어 교육과 연구를 거듭하며 환자를 진료하고 있다.
이런 움직임은 미국의 수많은 유명 의과대학에서 통합의학을 정식 제도로 도입하여 운영하고 있으며 2000년부터는 미국 정부가 보완대체의학이라는 이름으로 통합하여 보완대체의학과 통합의학을 공식용어로 인정하자 이로 인해 미국의 보험회사도 보완대체의학(CAM)과 통합의학(IM) 시술에 대한 보상을 하고 있다.

　보완대체의학의 범주에 속하는 것으로는 스트레스와 통증을 관리하기 위한 광범위한 기법을 응용할 수 있는데 이는 마사지, 카이로프랙틱 조작 및 침술 등 다양한 문화권에서 나온 기법들을 모두 보완대체의학의 범주로 본다.
　그런데 재미있는 것은 전반적으로 교육을 잘 받은 유럽계 미국인들이 보완대체의학을 더 잘 이용한다는 것인데 이 보완대체의학을 자신들의 정통의학, 즉 서양의학의 대체물이 아닌 추가적인 것으로 병용해 활용하고 있다는 것이다. 이에 반해 우리나라는 현대의학 외의 것들에 대해 얼마나 폐쇄적인 잣대를 들이대고 있는지 모른다.

　북미나 유럽에서는 대체 치료나 부가적인 치료 요법을 많이 사용하고 있는데 특히 영국은 서양의학으로 생명을 구할 수 없다고 느껴질 때 그 한계를 인정하며 보호자가 다른 문화권의 치료를 선택할 수 있도록 하고 있다. 영국과 미국에서 가장 빈번하게 이용되는 대체 치료 중 하나는 침술이다. 급성 및 만성 통증에 처방되는 서양의학의 약물보다 더 안전하다고 믿고 있기 때문이다.
　피부의 경혈에 침을 삽입하여 자극하는 것으로 자신의 신체의 생명 에너지라 할 수 있는 기의 균형으로 경락을 따라 돌아다니며 막히거나 정체되는데 바로 이 침술이 기의 흐름을 뚫어 건강을 회복시키는 것이라고 말한다. 한의사로서 경의를 표하고 싶을 정도이다.

꿩 잡는 매는 '백비죽'이었다

달맞이 한의원은, 진단을 현대과학처럼 할 수도 없고 오직 진맥과 복진, 관형찰색과 환자와의 문답 등으로 진단한다. 언뜻 보기에는 한심하고 원시적이다. 현대과학과 비교할 수 없이 초라하다. 그것도 주관적이다. 진단이란 환자의 질병 상태를 파악하는 것인데 그 때는 환자에게 병원에서 가져온 진료 기록을 참고한다. 참고 할 수밖에 없다. 한의학으로는 명쾌하게 암의 크기나 전이 상태를 진맥으로 파악하는 것은 불가능하기 때문이다. 그것도 훌륭한 환자 정보이니까. 한의사로서 미처 파악할 수 없는 환자의 정보이니까!

그러나 한의학에서는 精氣神(정기신)의 상태나 오장육부의 균형, 생활습관, 면역상태, 표리한열허실 등을 파악할 수 있다. 현대과학으로 아직까지 파악할 수 없는 것을 한의학적으로 암의 원인 즉, 원인적인 환자상태를 파악한다. 현대과학은 객관적이고 한의학은 주관적이다. 객관적인 것은 명쾌하나 간과하는 것이 있고 주관적인 것은 깊이는 있으나 명쾌하지 못하다.

꿩 잡는 것이 매라는 말이 있다. 즉 암을 치료해야 할 것이 아닌가, 환자가 원하는 것은 건강한 몸으로 돌아가 다시는 암에 걸리지 않고 정상생활로 돌아가는 것이다. 명확한 진단과 화려한 치료를 하더라도 암을 고치지 못하면 무슨 소용인가. 꿩 잡는데 소총, 수류탄, 대포를 동원 한들 꿩을 잡지 못하면 무슨 소용이 있는가.

매를 시켜서 잡아오라 하면 어렵지 않게 꿩을 잡아온다. 흑묘든 백묘든 쥐만 잡으면 된다. 이를 실사구시라 한다. 화려한 치료에 취하지 말고 실사구시의 자세로 치료하는 것이 옳다. 그렇다고 현대 과학적 치료가 전혀 가치 없다는 말은 아니다. 현대 과학의 치료법이 오히려 암 환자에게 부담을 주어 괴롭힐 수 있다는 것이다.

나도 이전에는 그동안 암치료를 위하여 연구한 것들을 준비해 놓고 편백나무로 시설한 입원실에서 한의원 치고는 제법 규모 있고 고급스러운 시설을 갖추고 정성과 성의를 다해 치료를 했었다. 승담환, 오행단, 산삼약침, 옻약침, 기계운동, 대장세척기 무균실 등 거의 하루 종일 환자들과 생활하며 치료에 매달려 그 중에는 목적을 달성하여 완치한 분들도 있으나 유명을 달리한 분도 있다.

100프로 완치자가 나온 것이 아니어서 그때는 안타까웠지만 그로 인해 백비에 대한 연구를 깊이 하게 되었고 세상에 빛을 볼 수 있게 된 것이 아닌가 하는 생각을 하게 된다.

　암은 자가 면역 질환이다. 사부님께 배우고 한장법사를 만나 백비를 완성하고 느낀 점은 병 치료는 역시 방향을 잘 잡아야 한다는 것이었다. 여기에서 가장 중요한 것은 자가 면역을 바로 잡아주면 암을 없애는 것이 아니라 암이 면역과 싸우다가 스스로 물러난다는 것이었고 그러니 면역을 키워내는 것이 무엇보다 중요하다는 것이다.

　이러한 연구와 임상실험의 결론이 백비였고 백비로 만든 죽이었다. 즉 면역력을 키워 암을 치료하는 백비는 죽이다. 하루에 두 번 죽을 먹고 암을 치료한다고 하면 하찮게 생각하지만 그러나 임상적 결과로 '백비죽'은 바로 꿩 잡는 매였다.

제 4 장

암은 반드시 낫는다

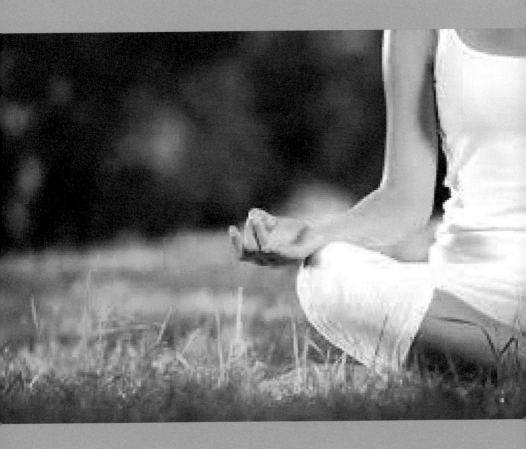

1. 난치병에 걸렸다면 대장부터 살려라

대장, 그 중요한 기관

대장이란 단순하게 보면 음식물의 찌꺼기를 최종 배설하게 전의 저장탱크다. 그래서 보통사람 대장을 건강에서 너무 쉽게만 생각하고 변비, 설사가 있을 때만 응급처치 하고 무시한다. 그러나 결론적으로 말하면 대장은 만병의 근원이다. 정신병, 암, 당뇨, 고혈압, 고지혈증, 소화기계통의 질병 등, 인체의 모든 병이 대장과 관련이 있다.

우리 인체의 건강은 면역과 독소와의 싸움이다.
록펠러 의학연구소 '알렉스 카텔' 박사는 병아리에서 채취한 조직으로 실험을 하였는데 살아있는 세포가 살아가는 것은 무제한이라는 사실을 증명하였다. 이 실험에서 병아리의 심장 조직은 배양액에 담겨졌으며, 배양액으로부터 양분을 공급받아 대사하고 남은 노폐물은 배양액에 배설되었다. 이렇게 병아리의 심장조직은 29년이나 계속 생명을 유지하였다. 그런데 이처럼 생명을 유지해 오던 병아리의 심장조직이 갑자기 죽고 말았는데 그 이유를 알고 보니 어느 날 조수가 오염된 배양액의 교환을 잊었기 때문이었다.

이 과학실험을 통하여 얻은 결론은 모든 생명체는 죽지 않는다, 다만 자가 중독으로 사멸하는 것이다. 라고 말하고 있다. (버나드 젠센 지음, 더러운 장이 병을 만든다.)

보통 인체세포의 수명은 100일을 넘기지 못한다. 우리 인체에 자가 중독을 일으키는 제 1의 장기는 대장이니 100년 동안 건강하게 오래 살려면 대장을 관리하는 것 보다 시급한 것은 없을 것이다.

사람이 생명을 유지하기 위하여 식욕이라는 이름으로 음식을 섭취하면 입안에서 씹혀서 위장으로 내려간다. 위장은 음식을 잘게 부수고 녹여서 소장으로 보낸다. 소장은 정말 똑똑한 장기다. 제 2의 두뇌라 불릴 정도로 똑똑한 소장은 필요한 것은 받아들이고 버릴 것은 대장으로 내보낸다. 함부로 먹은 음식의 뒷감당은 대장이 하게 되고 여기서 독소가 발생하여 자가 중독증으로 만병을 일으키는 것이다.

대장의 점막기능장애

음식을 함부로 먹는다던지(현대인이 좋아하는 음식), 항생제 등 화학 물질 불필요 자극에 의한 염증 등을 일으키면 대장은 스스로 점액질을 분비하여 대장 스스로를 보호하는 동시에 배변기능은 떨어져 변비가 온다. 이것을 한의학에서는 냉적(冷積)이라 하는데 대장의 기능을 찾기 위해 한의원에서는 온백원(溫白元)이라는 약을 처방하게 된다.

溫白元(온백원)의 임상에 의하면 설사가 나며 마지막에는 신기하게도 계란흰자와 같은 것, 양파껍질 같은 것이 나온다. 이것이 대장의 점액질이요 冷積(냉적)이다. 이 약은 밤 12시에 복용하고, 아침 6시에 한 번 더 복용한다. 먹는 것은 간단하다. 먹고 나면 점액질이 떨어지면서 배가 아프기는 하나 참을 만 하다.

온백온을 복용하면 변비 치료는 물론이요, 불임증 환자가 임신을 하고, 손발이 찬 사람은 손발이 따뜻해지며, 마른 사람은 살이 찌고, 비만인 사람은 살이 빠지며 피로가 없어지고, 피부가 윤택해지는가 하면 불면증이 좋아지는 등 많은 자각증상이 치료되는 것을 경험한다.

유익균과 유해균

TV를 켜면 프로그램 여기저기에서 유해균을 죽인다는 유산균에 대한 광고를 많이 보게 된다. 유익균이 살 수 있는 장내환경을 만들어야 한다는 말인데 유익균이 살 수 있는 장을 만들어야 한다는 것은 아무리 강조해도 지나치지 않는 말이다.

대장내의 세균의 종류는 100종 정도, 100조 마리 정도 된다고 한다. 그 균 중에 바로 유익균이 있고 유해균이 있다.

유익균의 대표로는 호산상 유산균, 아시드필스균, 비피더스균 등이 있다. 유익균이 서식하면 산성이요, 유해균이 서식하면 알칼리성이다. 꼭 병원을 가지 않아도 대장 상태를 알 수 있는 방법도 있다. 대변에다가 리트머스 시험지를 대보고 산성이면 유익균이 많고 알칼리성이면 유해균이 많다는 것이니 시험을 해봐도 좋을 것 같다.

문제는 대장을 어떻게 유익균으로 채울 것인가이다.

임상에 의하면 불가리스, 비피더스 요구르트 등을 먹으면 전혀 효과가 없는 것은 아니나 기대만큼은 효과를 보지 못한다. 왜냐하면 소화액에 의하여 죽기 때문이다. 그래서 위산에 견디고 대장에서 퍼진다는 유산균제품이 나왔다고 하여 사용해 보았지만 기대하는 효과가 없기는 마찬가지였다.

유해균이 대장을 점령하였다면 필자의 방법으로는 대장을 청소하여 비우고, 유익 균을 세장기로 도포하여 주는 확실한 방법이 있다. 이 것은 자가 면역질환의 대표인 대장을 치료하는 방법이다.

유해균은 죄가 없다. 유해균은 자기들이 잘 자랄 수 있도록 환경이 만들어졌기 때문에 번식하여 독소를 만들었을 뿐이다. 자신이 그렇게 유해균이 잘 자랄 수 있도록 환경을 만들어주면서 나쁜 놈들, 나쁜 놈들, 하고 있는 것이다.

유해균은 환경만 되면 또 번식하여 독소를 만들 것이다. 죽을 때까지 이 싸움은 계속된다. 그러니 어떻게 하면 유해균이 싫어할 것인가를 생각하고 실천하지 않으면 안 된다.

유익균이 살 수 있는 건강한 대장을 만드는 방법은 다음과 같다.

① 아침은 배설하는 시간이다. 아침마다 배설하는 시간을 정해 놓고 변이 나오던 나오지 않던 앉아 있는 습관을 들이면 조금만 지나면 자동적으로 대변을 볼 수 있다.

② 음식으로는 가장 중요한 것이 먼저 깨끗한 물을 많이 마시는 것이다. 동물성 식품과 친하지 말고 커피 초콜릿 튀김 같은 인스턴트식품은 삼가며 발효된 음식인 된장이나 김치, 무시래기 같은 식물성 식품을 많이 먹어야 한다.

③ 다음은 운동이다. 운동 중독증이 되지 않게 하는 것도 중요하다. 아무리 운동이 좋다 해도 운동에 과도하게 몰입함으로써

운동이 목적이 되어서는 좋지 않다. 대장을 활성화 하는 운동인 등산, 조깅, 걷기, 줄넘기 등이 좋다.

④ 스트레스

모든 병의 근원인 스트레스는 규칙적인 생활습관을 갖는 것이 스트레스 관리의 시작이다. 완벽하려 들지 말고 충분한 수면을 취하며 부정적인 감정이 지속되지 않도록 참지 말고 드러내는 것이 좋다.

대장암에 걸리는 원흉은 육식이다. 우유나 달걀 역시 동물성이니 마찬가지이다. 식물성에 비해 동물성은 우리 소화기관에 오랫동안 머무를 수밖에 없으니 부패될 수밖에 없다. 대장암 예방의 첫 걸음은 육식을 금하는 것부터라는 것을 명심하라. 그렇게 하면 대장암의 위험성은 4분의 1로 감소된다.

그러니 우리의 식습관을 바꾸는 것은 면역력도 높아져 암도 자연 소멸 될 수 있는 것이다.

2. 암은 면역질환이다

암과 면역의 투쟁사

암은 척추동물에게서는 모두 다 발견된다. 인류가 인류로 진화하기 전부터 암과 함께 인류도 진화했다. 그 안에는 많은 종들이 암 때문에 도태되었는지도 모르겠다. 하지만 인류는 암과 면역과 싸우면서 진화하여 모든 생물의 정점에 섰다. 이 싸움은 인류가 생존하는 한 영원한 싸움일 것 같다. 원시인의 골격화석에도 종양의 흔적이 있다한다. 암이 인류에 해를 끼친 것이 오늘날에만 있는 것이 아니라 암도 진화하면서 인간면역에 즉, NK세포도 끊임없이 진화하면서 끝나지 않을 시소게임이다.

NK세포와 암세포는 1대 1로 싸운다. 창과 방패의 관계이다. 요괴가 있으면 손오공이 있는 것이다. 인간은 오랜 기간 진화과정에서 암에 의하여 인간이 정복당하지 않았으며 암도 결코 인간의 면역에 의하여 천연두처럼 소멸 당하지 않을 것이다. 지금의 암 치료는 현대 무기전쟁과 흡사하다. 어떤 공격의 수단으로 미사일이 개발되면 그것을 막는 사드를 만들어 배치하고 사드가 배치되면 사드를 뚫는 극극초음속 미사일개발을 하여 사드를 무력화시키고 하는 이런 식이다. 활을 만들면 방패를 만들고 방패를 만들면 총을 만들고, 끊임없는 투쟁이다.

또, 암은 일정 조건하에서 정상세포와 섞여 있으면서 진짜세포인 척하면서 숨어 있을 수는 있으나 철저하게 은폐할 수는 없을 것이다. 예를 들면 중국의 스파이들이 미국에 스며들어 군사기능, 산업기술을 훔치고 공자학원을 만들어 공산사상을 퍼뜨리고 있으나, 그 본색이 들어나면서 미국의 면역계가 세포 단위의 또는 아주 작은 단위의 조직에서 중국 스파이들을 섬멸하고 있다.

미국의 기술자가 배신하고 중국에 협조하여도 처음에는 알 수 없으며 미국에 해를 끼칠 때쯤에서야 암적 존재라는 것을 알게 되지 않는가. 그때쯤이면 미국의 면역계가 출동을 한다. 다만 문제는 근대 100년 사이에 인간의 문명이 돌연변이적이라 할 정도로 문명이 발달하면서 암에게는 유리한 조건이 갖추어져 있어 인간의 면역계는 미처 따라가지 못하는 상황이 벌어진 것이다. 시소게임에서 암에게 우위를 내주고는 현대과학이란 이름으로 다스리려 하는 것은 인체를 무시한 과학의 노예가 되는 것일 뿐이다.

예를 하나 더 들어보자.

어디에 스파이가 있다 치자. 저놈은 나쁜 놈이니 그놈이 사는 집에 박격포로 공격하고 불 질러 버려 집과 함께 없애버리면 된다고 생각 할 수도 있다. 한 단체가 그렇고 한도시가 그렇고 또는 여러 도시가 그렇다면 다 불 질러 버리고, 폭격해 버리면 그 자리는 존재하지 못하고 무너져 버린다. 그 나라도 존재할 힘이 없어진다. 이것이 현대과학의 암치료 하는 모습이다.

그러나 자연의학은 다르다. 자연의학은 면역세포를 훈련시켜 1대 1로 해결한다. 하나씩 붙잡고 없애 버린다. 수억 년 암과 투쟁하는 방법 그대로이다. 스파이 옆에 사는 정상세포는 전혀 눈치도 채지 못한 정도로 제거해 나간다. 정상세포는 전혀 피해 없이 이웃의 나쁜 놈이 없어지는 줄도 모른다.

인류가 진화하는 과정에서 암에 대항하기 위하여 암과의 투쟁에서 화염방사기나 박격포를 쓴 적이 없다. 현대 암치료를 하는 것을 보면 어떤 때는 폭격기로 무차별 폭격하는 듯하다. 인류의 암 투쟁사에서 이런 싸움은 없었다.

1차 2차 대전을 겪으면서 현대과학의 위력을 실감하면서 과학을 과신하게 되고 암과의 투쟁에도 원용하는 자세를 취하고 수술, 항암, 방사선만 고집하는데 수억 년 인류의 진화론적 측면에서 보아도 면역이 암을 이겨냈다. 즉, 인류가 살아남았다.

앞으로 암과의 싸움은 면역과의 투쟁이 될 것이다. 영원히 계속 될 면역과 투쟁하는 암치료는 말살이 아닌 다스려 제거하는 것이므로 행복한 치료가 될 수 있다. 미국과 중국의 예를 들었으나 미국만 옳고 중국이 나쁘다는 이야기가 아니라 암의 입장에서 보면 상대적이다. 미국도 다른 나라에 가서 똑같은 행동을 한다면 다른 나라에서 볼 때 그들도 암적 존재인 것만은 사실이다.

암과 면역의 시소게임

암과 인류는 수억 년 또는 수천만 년 전 조상 때부터 시소게임이었다. 시소게임에서 이기면 잡아먹는 것이고 지면 잡아먹히는 것이다. 암도 마찬가지다. 암과의 투쟁은 암의 세력이 우위에 있느냐, 면역의 힘이 우위에 있느냐의 시소게임이다.

세상만사도 시소게임이다. 사업을 할 때도, 국가 간의 외교에도, 친구, 부부 간이나 스포츠에도, 인생에는 항상 선의든 악의든 경쟁이 있는 곳에는 시소게임이 있다. 어쩔 수 없다. 대 자연의 섭리가 그러하듯 주역에도 이 대자연의 섭리를 이렇게 이야기 하고 있다.

天尊地卑하니 乾坤定矣이요 卑高以陣하니 貴賤이 位矣요
(천존지비하니 건곤이정이요 비고이진하니 귀천이 위의요)

암 세력이 우위냐 면역세력이 우위냐의 세력 대결은 천칭저울에 다는 것처럼 한 치의 오차도 없이 정직하다. 조금만 무거워도 무거운 쪽으로 기울어진다. 무거운 만큼 기울어진다. 면역 세력이 강하면 강한 만큼 암은 물러나고 반대로 암 세력이 강하면 강한 만큼 암은 확장한다. 마치 미국과 중국의 패권싸움을 하는 것과 같다. 미국은 중국을 찍어 누르려고 하고 중국은 자기들이 패권을 잡아야겠다며 치열하다. 힘의 균형이 어디로 쏠릴지는 끝나 봐야겠지만 말이다.

시소게임은 항상 상대가 있으니 만만치 않다. 암과 면역의 전쟁도 인체 내에서 미국과 중국의 패권싸움 못지않게 치열하다. 인체는 소우주이니 중국과 미국 못지않게 치열하다.

우리 인체세포는 60조 개의 아군이 있다. 암세포도 몇 억 개부터 수천 억 또는 수조 개가 있는데 이들은 적군이다. 인체는 정상적인 세포분열을 하면서 싸우나 암은 비정상적 세포분열을 하면서 싸운다. 정상세포가 우위에 있으면 비정상적 세포는 움츠려 들고 정상세포가 조금이라도 방심하면 그 틈을 놓치지 않고 세력을 확장한다. 균형이 팽팽하면 크지도 줄지도 않고 균형을 이룬다. 정상세포의 세력이 뚝 떨어지면 순식간에 커지고 면역세력이 열세일 때는 콩알만 하던 것이 계란 크기로 확장하는데 걸리는 시간은 10일도 안 걸린다.

반대로 면역세력이 우위일 때 계란만 한 것도 2주 정도에 콩알만큼 작아지기도 한다. 환자 입장에서는 면역의 편에 서서 어떤 수단과 방법을 가리지 않고 면역이 우위에 설 수 있도록 쉬지 않고 노력을 해야 한다. 결코 방심하면 안 된다. 방심하는 순간에 크게 암세포에 당하기 때문이다.

면역세포가 하는 일은 엄청나다. 암을 척결하는 일 말고도 하는 일이 많다. 일반 환자들이 자기의 면역세포가 얼마나 강력한지 상상하지 못할 것이다. 면역세포의 하는 일은 나의 면역에 힘을 실어주면 암을 섬멸할 때 엄청난 힘을 발휘한다. 문제는 수천억 개씩 수도 없이 매일 생산하는 면역세포, 즉 NK세포에 어떻게 힘을 실어 줄 것이냐가 문제다.

면역이 우위에 있으려면 환자 본인 스스로 체크를 해야 한다. 병원의 혈액검사는 참고로 하고 '식사는 잘 하는가'를 제일 먼저 관찰해야 한다. 잘 먹기만 하면 항상성을 유지 하려는 기본은 되어 있는 것이다. 체중은 줄지 않았는가? 기운이 나서 운동을 좀 해야겠다는 생각이 드는가? 통증이나 투병생활에서 오는 자각 증상들 얼마나 좋아지고 있는가? 투병 의지가 솟아나는가? 등등을 체크하고 이것을 종합하면 면역이 우위인지 암이 우위인지를 느낄 수 있다. 그 느낌 자체가 자가 진단이다. 주관적으로 판단하는 것, 즉 그 느낌이 아주 중요하다. 객관적인 수치도 체크를 해야겠지만 주관적인 느낌으로 많이 좋아지고 있다는 느낌을 받는다면 NK세포들이 잘 싸우고 있는 것이다.

그러나 대부분의 환자들 주관적인 것 보다 객관적인 것을 더 신뢰한다. 왜 스스로를 믿지 못하는지 모르겠다. 객관적인 자료는 수시로 변하는 것인데 내 주관적인 느낌의 진단을 더 믿어라. 항상 스스로 진단하면서 종양이 얼마나 커졌는지 작아졌는지 혈액 수치가 어떠한지는 참고만 하라.

자기 주관적인 것이 진짜 상태인데 주관적인 진짜는 무시하고 객관적인 자료만 중시하여 불안해 하지 마라. 늘 쉬지 않고 체크하라. 어떤 게임을 하던 간에 일진일퇴는 있을 수 있다. 암의 크기가 좀 커지더라도 실망하지 말고 전체를 보아라. 완치를 보아야 할 것 아닌가.

암의 유전설을 믿지 마라 암이 유전이라면 남북한은 같은 민족이니 남북한이 비등하게 발병해야 하나 남쪽만 유독 많다. 모두가 내 책임이니 조상 탓하지 말고 무한증식설도 다 믿을 것이 못된다. 무한 증식할 수도 있고 안 할 수도 있다. 근거 없는 주장들이 너무 많다.

현대과학이란 이름으로 모든 다른 것을 무시하는 것은 확정 편견이다. 오직 나만 믿어라. 시소게임에서 암을 눌려 버려야 한다. 이 시소게임에 늘 깨어 있으라. 늘 살피면 암이 없어지고 있는지 아니면 더 악화하고 있는지 알 수 있다. 시소게임에서 이기고 있다면 큰 걱정할 필요 없다. 암이 커졌다가도 결국은 시소게임에서 승리하면 이길 수 있는 것이다. 그 변화가 일어나는 시간적 차이는 의외로 짧다.

암 예방과 치료에 완벽이란 없다

우리 인체의 세포단위까지 살펴보면 암세포가 없는 사람은
없다. 누구라도 세포단위에서는 암이 존재한다. 사회가 아무리
좋은 정책을 펼치더라도 그 사회 구성원 중에 불평불만을 가지
고 있는 사람이 한 명도 없을 수는 없다. 만약 불평불만을 하는
사람이 그 사회를 어지럽힐 정도가 되면 우리는 그를 사회악이
라 부른다. 즉 이는 치료의 대상이 된다.

이런 사람이 있다 해서 제거를 해야 한다고 말하지 않는다. 평
소 불평불만이 많더라도 최소한 반사회 활동을 하지 않는다면
우리는 어느 정도 허용해 주며 더불어 사는 것이다. 암 예방은
바로 이와 같다. 사회가 불평불만이 생기지 않게 잘 다스리는 것
이 암 예방이다. 이렇듯 암 예방은 단순히 예방에서 끝나는 것이
아니라 암을 치료하는 것과 맞물려 있다.

요즈음은 의학장비가 너무나 발달되어 암세포를 mm단위까
지 찾아낼 수 있다. 더욱이 암을 조기 발견에 치중하다 보니 암
환자가 숫자적으로는 더욱 늘어나는 추세이다. 이렇게 암 환자
를 양산하고 있는 것이다.

암 환자의 정의는 촬영 장비로 암이 발견되고 세포 조직학적
으로 암세포가 확인되면 그때부터 암 환자다. 그러나 만약 암세
포가 0.5mm, 1cm 정도 되더라도 촬영장비로 잡아내지 못하면
그는 암 환자가 아니고 정상이다. 이 과정에서 오진도 많이 있을

수 있으나 그것은 예외로 치자. 이것이 암 환자가 되는 과정이다. 예를 들면 판사가 죄가 있다고 하면 있는 것이고, 없다고 하면 죄가 없는 것이다. 판사가 미처 죄를 발견하지 못하면 진실과 다르게 일단은 무죄인 것이다.

우리 몸의 세포는 사람이 100년을 산다고 한다는 가정 하에 대충 계산해 보면 일생동안 10,000,000,000,000,000회 즉 1조의 1만 배번이나 세포 분열을 한다. 이것을 또 계산하면 매일 3000억 개의 세포가 분열하고 1초에 300만 개의 세포가 분열하는 것으로 계산된다. 이처럼 인체는 끊임없이 세포분열과 세포 자기 갱신을 하고 있다. 내가 자각하지 못하는 사이에도 내 몸속에는 엄청난 일이 벌어지고 있는 것이다.

세포는 끊임없이 분화하고 分化胚芽細胞(분화배아세포)에서 여러 가지 細胞(세포)가 분화(分化)하기 시작해 비로소 고도로 조직화된 인체가 형성되고 유지되고 있으며 수정란에서 성인으로 발육하게 되는 데 이것이 個體發育(개체발육)의 진행과정이다.

이렇게 분화한 체세포의 분열에 의해 생명현상이 유지된다. 또 60억 개나 되는 DNA가 분열하면서 제대로 분열하지 못하고 이상세포가 생겨나고 이 이상세포 중에 암세포도 생겨나는 것이다. 그러므로 이상세포가 생겨나는 것이 이상한 것이 아니고 인체에 일상적으로 일어나는 정상적인 일인 것이다.

그중에 하루에도 5000개 정도의 암세포가 생겨난다고 추정하는데 이 암세포들은 우리 면역계가 매일 정리를 잘 해주니 암환자로 살지 않고 건강하게 살고 있는 것이다. 설령 우리 면역계가 미처 정리를 못하더라도 암은 숨어서 나오지도 못한다. 그러나 우리 몸이 암이 자랄 수 있는 환경이 되면 암은 반듯이 자체적으로 세포분열을 하여 세력을 확장하게 되고 암 환자가 되는 것이다.

엄밀하게 말하면 우리 모두 암환자나 마찬가지다. 암세포를 가지고 있으니까! 그러나 발견되지 않았으니 암 환자가 아닐 뿐이다. 만약 진단장비가 지금보다 발달하여 세포단위까지 암세포를 들여다 볼 수 있는 장비가 개발 된다면 그 때는 77억 세계인구는 모두가 암환자나 다름없다. 그러므로 매일 암세포가 생겨나는 것이 문제가 아니라 내 몸을 암이 자랄 수 없는 환경을 만들어야 하는 것이 중요하며 이것이 바로 암 예방이다.

예를 들면 불량배들도 처음에는 선량한 젊은이였다. 그러나 여러 자극에 의해 성질이 사나워지고 주위를 괴롭힌다. 그러나 아주 깨끗한 주택가에서는 불량스럽게 하다가도 불량스럽게 할 분위기가 아니니 불량스럽게 하지 못한다. 그러나 유흥가 근처는 불량스럽게 할 수 있는 분위기가 되니까 불량스러움이 그곳에 자리 잡게 되고 나중에는 폭력배가 되는 것이다.

인류에게는 여러 가지 인류 괴롭히는 질병이 있었다. 문둥병, 천연두, 페스트, 폐결핵등과 같이 무서운 병들이 있었다. 현대과학은 예방의학과 세균학적으로 이들을 정복했다. 대단한 현대과학의 승리이다. 세균학적으로 접근하여 박멸 하다시피 했다. 인류생존과 건강에 지대한 공헌을 했다.

그러나 암은 세균과 다르다. 암은 세균이 아니라 우리 몸의 세포가 변이된 몸의 일부분이다. 그러니 암은 세균학적 방법으로 때려잡으려는 생각으로 접근하여 박멸할 수 없는 병이다. 절대로 암은 예방의학과 면역학적으로 접근해야 한다.

스트레스가 암 발병의 주범이라는 말은 많이 들었을 것이다. 술, 담배 등의 발암물질을 삼가는 것도 중요하지만 이처럼 스트레스를 관리하는 것도 암이 자랄 환경을 만들지 않는 것이라 생각하길 바란다. 사람으로 받는 스트레스, 나쁜 악연에 대한 것도 용서하는 마음을 갖는 순간 악연으로 인한 스트레스는 사라지게 된다.

매사 1등이 아닌 2등으로 만족하며 규칙적으로 운동을 하는 것 자체가 암을 예방하는 방법이다. 더불어 음식은 가능한 한 영양식으로 하고 과식하지 말자. 일상생활 속에서 이 정도만 염두해 둔다면 암으로 인한 고통은 받지 않아도 될 것이다.

3. 암 투병은 전략과 전술이 필요하다

투병하는 마음자세

내게 병이 찾아왔을 때 가장 중요한 것은 마음을 어떻게 갖느냐이다. 투병의지는 마음에서 생긴다. 투병하는 마음자세에 따라 철학이 생기고 투병하는 방향이 결정되는 것이다. 생사가 달려있는 암과의 싸움이라면 더욱 더 그렇다. 암과 싸우는 전사가 되어 살고자 하면 반드시 살 것이요 나약함으로 방황하거나 포기하면 그것으로 끝이다.

암의 발병의 주범은 스트레스이다. 마음의 병은 성격에서 올 수 있는데 늘 불안하며 초조하고 긴장을 잘하거나 분노하며 자책감이나 절망, 고뇌, 우울 등은 암을 일으키는 성격이다. 또한 꼼꼼하고, 남을 배려하는 마음이 크며 지나친 의무감 등을 지니는 소위 착하다는 사람이 암에 잘 걸린다.

스트레스와 암은 불가분한 관계이다. 환자와 상담을 하면서 왜 암이 왔다고 생각하느냐 물으면 자기도 모르겠다고 하는 사람이 대부분이다. 그러면서 음식도 친환경적으로 먹고 술, 담배는 물론 발암물질은 철저히 차단하고 남에게 피해도 주지 않고, 성실하게 살아왔는데 내가 왜 암이 왔는지 모르겠다며 억울해 한다. 사람 좋다는 말을 듣는 사람일수록 자신에게는 엄격한 사람이 많은데 이런 경우 스트레스가 쌓일 수밖에 없다. 쌓인 스트레스를 풀지 못하고 안쪽으로 쌓이니 기와 혈이 순환되지 못하고 뭉쳐져 암이 되는 것이다.

투병이란, 말 그대로 병과 싸운다는 말이다. 보통 병이 아니고 암과의 싸움은 그야말로 목숨을 걸고 싸우는 싸움이다. 암이라는 병을 갖게 되었다면 그동안의 사고방식을 강한 신념으로 일시에 바꾸지 않으면 안 된다. 정신적 면역을 기르고 절대 나약해서는 안 된다. 정신적 면역이란 정신적으로 외부에서 오는 자극에 대처하는 방어 능력을 말한다. 정신적 면역이야 말로 투병에 있어 무엇보다 가장 먼저 필요한 요소라는 것을 인정한다면 이미 투병을 위한 1단계에 돌입했다고 할 수 있다.

3명 중 1명이 암으로 사망한다고 하고 향후에는 2명중 1명이 암으로 사망할 것이라고 한다. 병원을 찾은 환자와 환자를 대하는 의사의 대화는 너무나 건조하고 단순하다. 환자에 대한 인정이나 환자가 느낄 슬픔에 대한 공감은 찾아볼 수 없을 만큼 사무적이다.

"암입니다." 이처럼 마른 나무토막 같은 말이 어디 있을까, 그리고는 간단한 설명이 뒤따른다. 어떻게 치료할 것인지를 수술, 항암, 방사선 3가지 방법을 가지고 이야기 한다. 방법이 그것밖에 없으니 병원으로서는 어쩌면 당연한 처방일지는 모르겠다. 진단 의사들은 그것이 직업이니 그럴 수 있다.

그 뒤에는 어떠한가. 환자는 의사가 시키는 대로는 하겠는데 그렇게 치료를 하면 살 것인지 죽는 것인지 말이 없다. 환자는 사느냐 죽느냐가 지극히 중요한데 그에 대한 명확한 답을 해줄 수 있는 의사는 없다. 그렇다고 의사를 더 추궁할 수도 없다. 의사들도 어떻게 될지 모르니까 말이다. 다만 1, 2기면 살 수 있다 하고 3기면 완치 확률을 말하고 4기 말기에는 대답이 없다. 아니 이 말은 들었을 것이다. 어떤 경우라도 의사가 하는 말 "최선을 다해봅시다."

암이라는 말을 듣는 순간부터 환자들은 거의가 충격에 빠지고 죽음을 예약한 길로 끌려가는 것만 같다. 이미 의사의 3대 치료법을 들었지만 어떤 명의가, 어떤 약이, 어떤 치료법이 나를 완치시켜줄 것인가에 대해 여기저기 정보의 바다에 빠져 허우적거린다. 정답이 없으니 불안하다. 아무도 책임 있게 말하는 사람이 없으니 죽음만 가까이 오는 것 같다.

의사들은 1기나 2기 정도 진행이 됐다고 판단이 되면 환자나 보호자에게 수술을 할 수 있으니 얼마나 다행이냐며 마치 수술만 하면 완치가 되는 것처럼 수술 날짜를 잡게 하고 수술을 하고 나서는 항암과 방사선 치료를 병행하는 것이 현대의학의 암 치료 3대 요법이다.

그러나 암 1기나 2기는 수술을 해서 잘라내야 하는 단계가 아니다. 암이 생겼다 해도 자연적으로 없어질 수 있는 단계인 것이다. 이 때는 그냥 내 생활 습관을 개선하고 마음자세를 가다듬고 암덩이가 커져 가는지 아니면 없어지는지 지켜보는 것이 중요하다. 설령 3기 4기라 해도 좌절은 이르다. 얼마든지 희망이 있다. 그러나 물리적으로 가능성을 차단해버리면 이는 다른 방도가 없다. 즉 의사가 권하는 수술이나 항암, 방사선 등으로 치료할 수 있는 여지를 잘라 내버리지 말라는 것이다.

쉽게 예를 든다면 우리가 연을 날릴 때 연줄이 끊어 졌어도 연은 가물거리며 살아있다. 연은 눈앞에서 움직이는데 연줄이 끊어졌으니 어떻게 연을 조종할 방법이 없다. 만약 환자가 이런 상태가 된다면 이를 의사들 간에는 터미널 환자라고 한다. 어떻게 해 볼 수가 없는 것이다. 연줄만 끊어지지 않았다면 어떻게든 해 볼 수 있는 실마리가 있다. 누구를 원망할 필요가 없다. 내 스스로 책임을 져야 한다.

그렇다고 쉽게 나는 연줄이 끊어졌다고 판단하지 마라. 암은 어떤 경우에도 반드시 낫는다. 마음을 어떤 자세로 가져야 하는가? 불안에 휩싸일 필요는 없다. 대처할 수 없는 방법은 분명히 있다. 불안해하는 시간에 공부하고 방법을 찾아보자.

신념은 암을 이길 수 있는 마력이 있다

이 싸움에서 반드시 이길 수 있다는 신념을 가져라. 그래야 대범해지고 방황하지 않는다. 그런 마음이 현실을 직시하는 것이다. 이것이 암 환자가 가져야 할 첫 번째 마음 자세다. 좌절 보다는 이렇게 생각해 보라. '한번은 떠나가야 하는 것이 우리 인생인데 떠나갈 때가 왔으면, 그것이 이 지점이라면 기꺼이 받아들이겠다, 그러나 이생에 온 이상 삶을 마무리는 하고 가야겠으니 그때까지의 시간이 필요하다. 떠나갈 때가 이때라면 좋겠다.' 이렇게 마음으로 정해놓는 것이다.

만약 내가 터미널 환자가 아니라고 생각하면, 생명의 연줄이 끊어지지 않았다면, 살 수 있는 길은 있다. 이 싸움에서 반드시 이길 수 있다는 신념을 가져라. 그래야 대범해지고 방황하지 않는다. 그리고 터미널 환자라고 마음을 쉽게 판단해서는 안 된다. 반드시 나을 수 있다는 신념을 갖는 것이 첫 번째 마음 자세다. 터미널 환자란 먹지도 못하고, 남의 도움 없이는 할 수 있는 것이 없는 상태를 말한다.

내가 고등학교 때 '신념의 마력'이라는 책을 감명 깊게 읽은 적이 있다. 신념의 마력은 강한 마음 에너지로 추진하면 무엇이든 이루어진다는 것으로 대 자연의 입자가 내 마음 에너지와 공명을 일으켜서 신념대로 되어지는 기운이 감싸고 그렇게 대자연의 기운이 흘러간다는 이야기였다. 그 책을 읽고 자신감이 충천했던 기억이 지금도 생생하다. 그때 모든 것이 잘 풀렸던 기억이 있다. 그 이후로 신념이 있으면 안 되는 것이 없다는 좌우명이 생겼다.

신념에 암 환자가 암과의 싸움에서 이길 수 있는 비결이 있다. 불가능 할 것 같은 어려움은 신념만이 해결해준다. 외부의 어떤 도움보다도 내 신념이 나를 살려낼 것이라는 것을 믿어라.

나는 젊은 시절 젊은 혈기에 사부님을 뵙고 축지법에 관심이 많으니 수련을 해보고 싶다고 간청을 했다. 축지법은 차력법의 일종으로 고난도 수련이다. 나는 그렇게 어려운 줄도 모르고 젊은 혈기만 믿었다. 기 차력은 단전호흡부터 고난이도 무술, 운동이 있고, 약 차력은 구리가루, 쇳가루, 사향, 우황, 우사경골 등 약을 먹고 몸만들기 수련에 들어갔다.

수련이 좀 되니까, 기분으로는 전봇대도 차면 부러질 것 같고, 어디든지 뛰어 내릴 수 있을 것 같이 에너지가 넘치고, 주먹으로 벽을 치면 넘어갈 것 같은 기분이었는데, 수련의 강도는 더욱 깊어지고 그렇게 몸을 만들어서 또 신차에 들어가야 한다고 했다. 신차란 차력의 신을 양다리와 양팔에 끼고 부리면서 하는 축지이다. 진짜 무서운 수련이 이어져서 도저히 감당할 수 없는 수련이라 축지법을 배우겠다는 신념을 접고 말았다.

그때는 한의원을 개업하고 있어서 두 가지를 같이 하는 것은 불가능하다는 결론을 내린 것이다. 실제로는 수련을 계속하다가는 내 목숨을 부지할 수 없을 것 같다는 생각에 축지를 그만 두고 말았다. 나중에 생각해보니 나는 축지를 배우겠다는 신념을 가졌던 것이 아니고 그저 호기심만 있었던 것이다. 신념이랄 것도 없었다. 그러니 포기가 쉽게 된 것이었다. 진정한 신념이 있었다면 축지법을 완성하든지 축지법을 배우다 이생을 떠났어야 했다.

그때 나는 사부님께서 축지법 외에도 일반인이 할 수 없는 것들을 이룩하신 것을 가까이서 보며 황홀했을 따름이었다. 그때 사부님 말씀이 낙동강도 뛰어 넘을 수 있다는 확실한 신념이 있을 때 뛰어 넘을 수 있고 산도 뛰어넘을 수 있다는 신념이 있을 때 뛰어 넘을 수 있다고 가르치셨다. 신념이 확실히 굳었을 때 낙동강이 개울처럼 가까이 보이고 저쪽 산이 징검다리처럼 보이니 이것이 축지법이라고 가르치셨던 것이다.

일반인들도 축구할 때 축구골대가 아주 넓어 보일 때는 공만 차면 골인으로 이어지는데 축구골대가 좁아 보일 때는 슈팅할 때마다 빗나가는 경험정도는 했을 것이다. 이런 현상이 축지법의 축소판이다. 인간이 신념으로 할 수 있는 최고의 경지는 불가능할 것 같은 것을 가능케 하는 것이다.

암쯤이야 반드시 극복 할 수 있다는 신념이 중요하다. 투병함에 있어 부인, 남편, 자식, 의사, 자연 요법사, 등등 많은 조언들이 있지만 내 목숨을 내가 주도적으로 콘트롤 할 수 있어야만 이들의 도움도 의미가 있다. 간호의 도움은 받되, 내가 투병을 위한 총사령관이 되어야만 한다. 정신적으로 나약해지지 말라는 말이다.

오랜 투병생활을 하다보면 지치기 쉽다. 그러나 스스로 마음을 가다듬고 일어나야 한다. 내가 앓고 있는 병과 나의 현재 상태를 어느 전문가, 의학 박사들 보다 더 많이 알아야 한다. 그러다 보면 정보의 홍수 속에서 암치료를 위한 정보 역시 넘쳐나고 있지만 신뢰성 있는 정보를 구분할 줄 알게 된다. 그럴듯한 자료를 내놓으며 나약해진 마음을 이용하려 하는 사기꾼이나 그들이 내미는 정보가 쓰레기인지 도움이 되는 것인지 신념이 굳으면 옳고 그른 정보가 보일 것이다. 진솔하지만 알려지지 않는 정보도 많이 있으니 열심히 찾아다녀야 한다.

많은 정보에서 최선의 선택은 본인이 해야겠지만 신비스러운 이야기만 하는 사람을 조심하라. 세상에는 깊은 수련의 세계에만 살아가는 도인들도 많다. 물론 그들이라고 전부 다는 아니지만 예를 갖추고, 도움을 요청하면 좋은 인연을 만날 수 있을지도 모른다. 주류적인 것만 전부라 하지 말고 드러나지 않으면서도 대단한 분도 많다. 선택의 결단은 환자 본인의 몫이다.

암을 치료하는 최고의 병원인 MD앤더슨 병원, 하버드 대학병원 등의 현대 의학적 정보도 수집하고 완치 경험담, 실제 투병 경험담, 심지어 돌팔이들의 이야기에서도 정보를 놓쳐서는 안 된다. 제도권의 주류적인 것만이 전부가 될 수 없으니 제도권 밖의 드러나지 않고 알려지지 않는 정보 속에서도 내게 최상의 치료법을 찾아낼 수 있을 만큼 열심히 찾아 다녀야 한다. 내 스스로 병을 주도적으로 대처해 나가야 한다는 말이다.

투병일기를 써라

선택의 결단은 환자 본인의 몫이라는 것을 기억해야 한다. 이러한 과정을 통해 적군(암)과 아군(나)과의 관계가 정립이 된다. 이때 적군과 아군과의 관계에서 전략과 전술을 수립하는 것이 필요하다. 수시로 변하는 전략 말고 확고한 전략이 필요하고 전술은 세우되 때에 따라 변화를 줄 수도 있어야 한다.

주역 乾卦 九三(건쾌구삼)에는 실행방법에 대해 이렇게 말하고 있다.

'君子終日乾乾(군자종일건건)하야 夕惕若(석척약)하면 厲(여)하나 无咎(무구)이리라.'

전략과 전술이 세워졌으면 "하루 종일 열심히 전략과 전술적으로 투병 시간을 보내고 저녁에 잘못하거나 부족한 것은 없는지 반성하면 염려는 되나 큰 잘못은 없을 것이다." 라는 뜻이다. 즉 투병일기로 하루를 돌아보고 일기를 쓰면서 부족한 부분을 개선하고 반성하는 것이다. 이것이 쌓이면 나도 모르게 암과 싸우는 투사가 되어 있고 전략과 전술이 확립되어 적과의 싸움에서 자신감이 생길 것이다.

만약 이 정도가 된다면 반은 치료가 된 것이다. 투병에 옳고 그른 것, 가짜와 진짜가 구별된다. 이렇게 나의 모든 것을 변화시킬 수 있다면, 지금까지 살아온 인생과 다른 참다운 인생이 열릴 것이다.

누구도 대신하여 전략과 전술을 세워주지는 않는다. 환자 100명이면 100명 모두 경우의 수가 다르므로 내가 총사령관으로 전략을 세워야 제대로 전술을 펼칠 수 있다. 물리적 수치가 아닌 내 스스로 나의 몸 상태를 아는 것이 자신의 몸 환경에 맞는 정확한 치료를 위해 필요하기 때문이다.

제갈량도, 이순신 장군도 지형지물에 따라서 이에 맞게 팔진도를 펼친다. 나 또한 사부님과 팔진도를 공부할 때 그때에 맞게 경우의 수에 따라 펴는 진법이 다 다르고 원리만 낙서의 원리를 적용한다. 그것이 더 정확하고 자기 능력과 환경에 맞기 때문이다. 도저히 감이 잡히지 않으면 본 필자에게 연락하면 조언은 해줄 수 있다.

사람 상대를 많이 하는 것은 결코 투병에 도움이 되지 않는다.

독기를 품지 말고 분노에 쌓여있다면 그 분노를 거둘 줄 알아야 한다. 악연들이 있다면 그들을 불쌍히 여겨 용서하라. 1등이 아니어도 좋다는 생각만으로도 마음이 편해진다. 세상사는 세상 사람들에게 맡기고 모든 것에 관여하지 말고 꼭 챙겨야 할 것 외에 세상사의 범위를 줄여라.

투병에 집중하되 조급해 하지 말고 순리대로 대하되 병과 투쟁하는 시간은 생각보다 짧지 않으므로 긴 시간을 이겨낼 취미 생활도 필요하다. 내가 좋아하는 것 음악, 스포츠 감상, 꽃꽂이 등 마음의 여유를 가지며 즐겁게 보낼 수 있는 시간을 가져라.

기적의 암치료법은 없다

암 투병 생활이 길어지다 보면 투병하는 힘이 떨어지고 지치니 투병의지도 약해지고 그에 더해 치료비도 얼마 남지 않으니 모든 상황이 더욱 나빠지기 쉽다. 이때는 어디 기적적인 치료법이 없는가 여기저기 또 다시 정보의 바다에 빠져 허우적거린다. 안타까운 마음은 충분히 이해는 하겠는데 이것은 순리를 벗어난 것이다. 열차가 패도를 벗어난 것이나 다름없다.

혹 기적을 바라는가? 그런 것은 없다. 기적을 바라지마라. 암치료는 모든 것을 종합하여 이루어 내는 것이다. 침이라도 콕 찔러서 한 번에 해결 할 수 있는 문제가 아니라는 것이다. 대자연의 물리 화학적 이치는 너무나 정확하여 당신만을 위하여 대자연이 대자연의 법칙을 어기고 특별한 변화를 주지 않는다.

예수님이나 부처님은 예외로 보이나 그들도 한 치의 오차 없이 대자연의 법칙 안에 있다. 예수님이 앉은뱅이를 일으켜 세우셨는데 모든 사람이 기적이라 하나 예수님 입장에서는 당연한 것이다. 모든 것이 알고 보면 당연한 것이고 모르면 기적으로 보일 뿐이다.

다시 한 번 뒤를 돌아보라. 왜 내가 암에 걸렸는가. 나는 정말 열심히 정직하고 바르게 살아왔는데 그리고 나쁜 것은 안 먹고. 정직하고 성실하고 열심히 살았는데 내가 이런 병에 걸리다니 억울하기만 하다. 환자들이 한 결 같이 하는 말, 도대체 나에게 왜... 그건 당신의 짧은 생각일 뿐이다. 대자연의 이치는 그렇지 않고 그렇지 않다. 투병 중에도 이렇게 하소연 한다.

나는 내 병을 치료하기 위하여 좋다는 것 다했고, 할 수 있는 것 다했다, 그래도 암은 낫지 않고 병증이 더 깊어만 가니 내가 가진 돈을 쏟아 부을 수 있을 때 까지 내가 할 수 있는 최선을 다했는데 왜 암은 낫지 않느냐며 암을 원망하고 하늘을 원망한다. 원망하지마라, 그것은 대자연의 섭리를 당신은 아전인수 식으로 마음대로 해석하고 확정편견에 빠져 있으니 암치료에 무슨 도움이 되겠는가?

더 이상은 못 믿겠다. 생을 포기하고 싶을 정도로 지쳐있고, 부족하게 판단하고 확정편견에 빠져 있는 나만의 자만일 뿐, 내 마음대로 분석하고, 해석하고, 요구하고, 그러나 대자연은 가만히 내려다보고 말이 없다.

그런 마음 자세부터 바꾸어라. 또다시 재정비하고 순리대로 해결할 생각을 하라. 아무리 짧은 인생일지라도 우주를 다 준다해도 바꿀 수 없는 목숨이니. 지금 여기서 어떻게 하겠다는 말인가. 도저히 기적이란 것이 없는 것일까? 이 책에서 대답한다. 기적이란 결코 없다.

당신과 같이 기적을 바라는 사람들의 심리를 이용한 사람들이 주머니를 벌리고 있다. 아니 어쩌면 이런 모든 것을 알면서도 혹시나 하며 이것도 해보고 것도 해보고, 그나마 그것도 제대로 하지도 않는다. 그러면 이대로 졌다하고 손을 들어야하는가? 아니다 반드시 길은 있다. 또 다시 일어나 처음부터 다시 시작하자. 생명 줄만 끊어지지 않았다면 멀지 않은 시간에 대자연에 동화된 채 새롭게 태어날 것이다. 논리적으로 순리적으로 이 어려운 문제를 풀 생각을 해야 한다. 기적적이란 생각을 머릿속에서 지워 버려라. 그것은 당신의 나약함이며 진실은 대자연의 순리에 의한 물리 화학적 이치만 있을 뿐이다.

사람들은 사회를 이루면서 규칙과 법칙을 만들고 인간들 마음대로 도덕이라는 옳고 그름을 만들어 생각은 이렇게 해야 한다는 규범을 만들었다. 사회를 구성하고 서로 어울려 돕기도 하고 싸우기도 하면서 모순 덩어리로 뒤엉켜 살아가고 있다. 당신은 단지 그 가운데 희생자일 뿐이다. 이것들 자체가 대자연의 섭리에 벗어나 있는데 당신은 대자연의 운행섭리에 벗어난 사회제도와 관행에 충실했을 뿐이다. 그러니 내가 암에 걸렸다고 억울해 할 수 밖에 없다. 현실세계의 인간 삶 자체가 모순덩어리인데 당신은 모순덩어리의 희생자일 뿐이다. 인간 사회의 모순덩어리를 또 다른 모순으로 암을 치료하겠다는 자체가 모순이다. 그러니 기적이나 바라는 것이지. 말이 쉽지 이미 습관이 되어 버렸는데 이렇게 변하기는 쉽지 않다. 그래도 암을 치료하기 위해서는 대자연의 이치대로 할 수 밖에 없다.

나는 환자의 상태에 따라 산으로 들어가라 할 때도 있다. 텐트를 치던 움막을 짓던 집을 짓던 가라한다. 문명의 이기란 것이 아둔한 나를 더욱 아둔하게 만드니 이 꼴,저 꼴 안보고 산속으로 가는 것이 최상일 때도 있다. 가능하면 휴대폰도 끄고 꼭 있어야 할 것 최소한만 갖추고 말이다.

대자연은 당신의 가진 병, 암을 안전하게 치료해 주고 싶어 한다. 그러니 대자연의 품속으로 가면 길이 있다. 그러나 당신이 그렇게 부응하지 않기 때문에 대자연도 어떻게 해줄 수가 없다. 어쩌다 요행으로 운이 좋아 나을 수도 있겠지만, 그때가 기적이라면 기적일 것이지만, 그러나 그런 기적은 없을 것이다.

어떤 기업가는 마누라하고 자식 빼 놓고 다 바꾸라고 했다. 모든 것이 잘못되어 있으니 오죽하면 마누라하고 자식 빼고 다 바꾸라고 했겠나! 당신도 마누라와 자식 빼고 다 바꾸어 보면 길이 열릴지도 모른다. 그리고 조용히 투병을 위하여 내가 할 수 있는 일을 계획하고 실천하면 말이다. 종교인이면 종교의 힘을 빌리고 의지력으로 할 수 있으면 의지력으로 해보라. 그렇게 하면 분명히 된다.

목숨을 건다는 마음으로 간절히 바라면 머지않아 나을 수 있다. 남의 철학에 부평초처럼 떠다니지 말고 대자연의 섭리를 이해하며 나의 철학으로 만들어 가면서 생각하고 행동한다면 당신은 이것만으로도 암이 반은 나은 것이다. 터닝 포인트를 찾은 것이다.

부족하면 자연을 기본으로 하는 자연의 섭리를 아는 사람의 도움을 받아라. 자연치유 센터들도 많다. 내가 수많은 자연치유를 하는 사람을 만나보았으나 그 중에서 진주소아과 서정서 원장이 제일 좋았다. 대자연의 상생상극의 원리를 이용한 약과 음식들도 많다. 나에게 맞게 많은 연구가 필요하다. 그 것도 대자연의 섭리에 동화하는 것이니 반드시 정보를 분석하고 내게 도움이 될 수 있는 방향을 잡아서 전략적으로 시행하라. 기적을 바라는 자들이여, 또 다른 늪에 빠지지 말고, 가짜 정보를 조심하라.

암, 반드시 낫는다.

암은 안 나을 수가 없다. 대자연의 이치는 병이 있으면, 치료법도 있다. 자연의 이치는 낮이 있으면 밤도 있고 앞면이 있으면 뒷면도 있기 마련이다. 암이 있으면 암치료법도 있기 마련이다. 암이 발생한 면이 있으면 암을 치료할 수 있는 면도 반드시 있다.

암이란 병이 나으려면 먼저 나 스스로 변해야 한다. 한쪽으로 치우쳐 있어서 굳어진 것이 암이다. 균형을 잃은 것이니 균형을 바로 잡는 것의 변화가 필요하다. 변화를 할 마음의 준비와 변화를 맞이할 준비를 해야 한다. 중학교에 입학한다던지 며느리를 맞이한다던지 어떤 시험에 합격한다던지 할 때도 주변을 그에 맞게 준비하는데 목숨을 건 승부 즉, 암을 이겨내고 새로운 삶을 살아야 하는 준비는 당연하지 않겠는가! 준비되지 않은 곳에는 그 어떤 것도 오지 않는다. 오다가 다시 간다.

내가 어디 한쪽으로 기울어지지는 않은가? 화나는 감정에만 너무 치우치지는 않은가? 불안과 초조에, 또는 슬픔에, 환경, 음식 등을 살펴보라. 그리고 판단되면 지금 바로 머뭇거리지 말고 당장 시작하라. 머뭇거린다는 것은 완벽을 추구하는 자들이다. 세상에 완벽은 없다. 없는 완벽을 추구하는 사람들이 암에 걸린다. 완벽을 추구하는 그 습관 자체부터 변화하여라. 시작하다 보면 시행착오도 생긴다. 그러면 그때그때 시행착오를 개선해 나가면 된다.

　내가 어떻게 살아 왔는지 곰곰이 살펴보라 살아온 과거에 답이 있다. 살아오는 중에 나의 습관, 음식, 스트레스 환경 등을 잘 살펴보고 우선 먼저 잘못된 것을 고치는 것을 먼저 할 일이다. 과거에 무엇인가 암이 발생할 수 있는 삶을 살았을 것이니 어디에서 잘못되었는지 따져보고 먼저 반대로 뒤집어 놓는 것이 먼저 할 일이다.

　핑계대지 마라. 환자들을 상담해보면 주로 자기 잘못보다는 핑계가 많다. 핑계로는 암을 이길 수 없다. 환자들에게 왜 암이 왔다고 생각하느냐 물어보면 어머니가 암이 있었고 집 안에 암 유전자가 있는 것 같다며 조상핑계를 댄다. 또 남편이 담배를 많이 피워서, 직업상 문제 등 나름의 이유를 들면서 이런 저런 이야기를 하지만 그도 확신을 하지 못하고 억울하다고만 한다.

　어디가 잘못되었는지 모르겠거든 모든 것이 잘못 되었다고 생각하라. 외부의 핑계가 암을 이겨 내는데 무슨 소용이 있겠는가. 지금 중요한 것은 지금 내가 암 환자이고, 암을 이겨낼 방법을 찾는 것일 것이다. 암에 대해서 잘 모르니 발병 원인에 대하여 잘 모르고 그저 발암물질 유전 정도만 생각날 뿐이다.

　핑계 대는 것도 조금은 이해할 수 있다. 일반인들의 의학적인 지식이 일반적으로 TV나 인터넷, 신문지상이나 소문에 나오는 것을 보고 읽고 듣고 한 것이니 판단이 서지 않는 것이 당연 할 수 있다. 제대로 된 지식을 전달하는 매체가 없다. 이 사람들도 암의 원인을 잘 모르는데 내가 어떻게 알겠는가. 설마 내가 암에 걸릴 것이라고는 생각하고 있지 않았으니까.

또한 내가 건강할 때는 암에 대한 정보는 그냥 흘려들었을 뿐이다. 거기다 확정편견에 빠져 평소에 암에 대하여 전혀 관심 없던 사람이 갑자기 암이란 진단을 받으니 억울하다 할 수는 있으나 말은 맞지 않다. 그리고 이런 생각은 암치료에 전혀 도움이 되지 않는다.

명심보감에 이런 말이 있다.

種瓜得瓜하여 種豆得豆하니 天網恢恢하고 疎而不漏니라 (종과득과하고 종두득두하니 천망회회하여 소이불루니라)

'오이 심은데 오이 나고 콩 심은데 콩 난다.' 자연의 법칙은 누구에게나 어디서나 똑같이 적용되어 한 치의 오차 없이 적용된다'는 말이다.

내가 암이 생긴 것은 대자연의 법칙에 의하여 암이 생길 수 있는 무언가의 환경을 만들었기 때문에 생긴 것이니 누구를 원망 하거나 핑계될 필요 없이 전부가 내 잘못이다. 짧은 의학적 지식으로 확정편견에 사로잡히지 말라. 그게 제일 위험하다. '확정 편견'이란 심리학적으로 자기가 한번 옳다고 생각하는 것을 확정지어 버리고 그것과 다른 이야기나 이론은 들으려고 하지 않고 부정한다는 심리학 용어로, 많은 이들이 이 확정 편견에 사로잡혀 있다.

나에게 도움 될 논리적이고 합리적인 이야기는 듣지 않고 자신의 생각을 확정지어 버리고, 나머지는 배척해 버린다. 그때부터는 듣고 싶은 말만 듣는 것이다. 그렇게만 사고한다. 짧은 지식 정보로 확정편견에 빠져 나머지는 틀렸다고 고정한다.

확정 편견은 암과의 전투에서 최선의 방법을 강구하기 위한 옳은 사고방식이 아니다. 세상에는 지고지선한 이치는 없으며 항상 그 이면도 있는 것이다. 노자는 도덕경에 善(선)을 善(선)이라 하면 그것은 독선일 뿐이라고 말했다. 지고지선하면 그만큼 폐해도 있다는 것을 잊지 말아야 한다.

명심보감의 衆惡之必察焉, 衆好之必察焉 (중악지필찰언, 중호지필찰언)이란 말은 모든 사람들이 그렇게 암치료를 하면 안 된다 하더라도 생사가 걸린 문제인데 한 번 더, 정말 안 되는 것인지 다시 한 번 생각해보라는 것이다. 모든 사람이 그렇다 하더라도 그렇지 않을 수도 있고 모든 사람이 아니라 하더라도 옳을 수 있다는 뜻이다.

태양을 중심으로 지구가 돈다는 지동설을 주장한 사람을 모든 사람이 비난하는 것처럼, 그만큼 그 정보에 신중해야 한다. 모든 정보를 분석하여 최선의 전략을 세워서 한 번 더 확인하고 전술적으로 어떻게 할 것인지 매일 매일 아침마다 오늘 할 일을 적어 보는 것도 좋을 것이다. 전략과 전술을 제대로 세웠다면 하루하루가 즐겁고 정말 열심히 한 하루하루가 새롭고 모든 면에서 성과를 맛볼 것이다. 혹시 기대하는 결과를 얻지 못하더라도 소기의 성과가 없다고 하지마라.

명심보감에 不恨自家蒲繩短하고, 只恨他家苦井深하라.
(불한자가포승단하고, 지한타가고정심하라.)

'자기 집 두레박 끈 짧다 하지 않고 남의 집 우물 깊은 것만 탓한다.' 즉 좀 더 열심히 내 두레박 끈이 짧음을 인식하자는 말이다. 투병의 부족함을 자각하고 더 분석하고 살펴보아야 한다. 내가 그렇게 노력했는데 독종 같은 암이 왜 이리 줄어드는 것 같지 않은가, 암이 살지 못하는 환경이 만들어지지 않는다 말하지 말고 내가 어디가 부족했는지를 돌아보라. 늘 내 병에 대해서 잡다한 것에서부터 전문적인 것까지 공부하라.

연줄만 끊어지지 않았다면 반드시 암은 낫는다. 낫는 길은 있다. 내 병에 대해서 공부하고 연구하고, 전문의 또는 전문가처럼 내가 병을 알아야 한다. 그러다 보면 내가 공부한 것에 부정적인 정보도 많다는 것을 알게 될 것이다. 현대과학이나 한의학, 또는 자연의학에서도 부정적인 정보는 가치 없는 정보이니 이를 잘 파악해야 한다. 부정적으로 편협되고 독선적인 정보에 젖어들면 진짜 방법인 완치 할 수 있는 길은 점점 멀어진다.

한권의 책으로 만고불변의 진리를 기록할 수는 없다. 참고는 하되 빠지지 마라, 한 곳에만 깊이 매몰되면 오히려 진실을 놓칠 수 있다. 또 다른 제대로 된 길은 얼마든지 있으니 말이다. 긍정적인 정보라 해도 사기꾼들의 정보가 많다. 급한 마음에 함부로 막 덤비지 말고 조심하라. 이기려면 버려야 한다. 지금 가지고 있는 것들이 나를 이렇게 만들었으니 취사선택하여 과감히 버릴 줄 알아야 한다. 나의 암을 치료할 수 있는 길을 찾고 찾으면 반드시 길은 있다.

내가 직접 진료한 환자는 아니고 내 지인의 죽마고우 이야기를 하나 할까 한다. 그는 암 환자였다. 이 사람은 서울공대를 나온 엘리트였다. 잠깐 회사생활을 하다가 일찍이 창업을 하여 사업을 하고 있었는데 투자도 왕성하게 하고 회사도 순조롭게 운영되고 있던 중 IMF를 맞아 납품한 돈을 회수하지 못하고 쫄딱 망하게 되었다. 본의 아니게 본가, 처가, 친구들에게 피해를 주고 부부는 이혼을 했고 아이들은 뿔뿔이 흩어졌으며 주위에 모든 사람이 떠나가고 가진 것은 아무것도 없으니 마음은 피폐해지고 몸은 쇠약해질 데로 약해져 있었고 병색이 짙었다.

어느 날, 병원에서 진찰을 하니 폐암 말기라는 판정을 받았다. 수중에는 끼니 때울 돈도 부족한데 치료비는 엄두도 못 내니 죽는 것이 답이다 생각하고 좋은 죽을 자리를 찾아 지리산으로 들어갔다. 민가에 방을 얻어놓고 이 골짜기 저 골짜기 다니며 자신의 묘 자리만 찾으러 다니며 죽을 날만 기다리면서 짐승처럼 산을 헤매며 배고프면 산딸기도 따먹고 보이는 것이면 열매든 더덕이든 캐먹고 뱀이나 개구리도 잡아먹다 보니 자신도 모르게 힘은 더 나고 근력도 생기고 기분이 좋아지며 체력이 많이 좋아지더란다.

삶의 활력도 생겨나서 겉보기에는 보통사람들 보다 더 건강해 보이니 주변에서는 건강이 좋아졌으니 병원에 가서 C.T나 M.R.I 검사 한번 해보라 권해도 '나는 죽으러 지리산에 왔고 묘 자리만 찾으면 된다'며 병원 진료를 거부하며 그 뒤에도 주야장창 묘 자리를 찾아다니기를 계속 하고 있다고 한다.

I.M.F가 난 지가 언젠데 오늘날 까지 아직도 지리산에서 묘 자리만 찾아다니고 있을 정도로 20년을 넘게 살고 있으니 검사는 단호히 거부할 수밖에 없지 않겠는가.

이처럼 돈이 없어서, 간호해줄 사람이 없어서 등등 이 사람이 사는 방식 모든 것이 핑계와는 무관하다. 이분은 암을 극복할 수 있는 자격이 있다.

돈이나 권력으로 암을 치료하기란 더 힘들다. 암의 발병은 자신의 문제인데 돈이나 권력을 앞세워 자신은 노력없이 편안히 병만 나으려고 한다. 돈이나 권력 자체가 암을 치료 하는데 방해되고 나쁜 것이 아니라 스스로 이겨내야 할 문제인데 돈이나 권력의 힘으로 투병하려 하니 그것이 문제다. 그렇다고 돈과 주위의 조언을 무시해버리라는 말이 아니다. 이 또한 아무 것도 없이 암을 이기기는 쉽지 않다.

스티브잡스가 돈이 없어서 죽지는 않았을 것이다. 방향을 잘못 잡았을 뿐이다. 어쩔 수 없는 열악한 상황에서도 암이 나을 수 있는 길은 있으니 핑계대지마라, 핑계가 절대 당신을 살려내지는 않는다. 전략과 전술이 있으면 문제 될 것 없다.

누구의 탓도 아닌 내 탓

필자는 그동안 많은 암 환자들을 마주하면서 그들이 그 골치 아픈 암덩어리를 갖게 된 것은 환경도 사회도 가족력도 아닌 자신 스스로라며 비교적 냉정한 말로 환자 가슴에 비수를 꽂는 듯한 말을 하기도 했었다.

열심히 착하게 살았을 뿐인데 왜 내가 이런 병에 걸려야 하냐며 지금껏 살아 온 시간들을 반추하며 눈물을 펑펑 쏟는 환자에게 의사라는 사람은 겨우 이런 말밖에 는 할 수 없느냐며 인정머리 없다고 할지도 모르겠다. 그러나 환자가 어떤 말을 하든 내

대답은 변함없다. 이 병을 갖게 된 원인은 바로 당신 자신이라고...

이런 말을 듣고 있는 환자는 화가 나고 슬플지 몰라도 묘하게 가족들의 반응은 다르다. 마치 어떻게 그렇게 잘 아느냐는 듯이 환자가 눈치 채지 못하게 고개를 끄덕이던지 긍정의 눈빛을 교환하게 되는 경우가 대부분이다. 그 긍정의 눈빛에는 꼭 환자가 잘못 살아왔다기보다는 환자의 성격대로 살아왔으니 당연한 것이라는 의미인 것이다.

앞에서도 누차 말했듯이 착하고 열심히, 누구에게도 피해를 주지 않겠다는 배려의 마음이 똘똘 뭉친 이야 말로 암은 좋아할 수밖에 없다. 착하고 성실하려면, 타인에게 피해를 주지 않으려면, 맡은 바 책임을 다 하려면, 노부모에게 효도하려면, 이 모든 것을 한 사람이 짊어져야 하는 고단함이 크면 클수록 스트레스는 배가될 수밖에 없었을 테니까 말이다.

당부하건대 암 환자가 정말 치료를 해야겠다면 지금껏 살아왔던 생활습관을 완전히 버려야 한다. 바쁘고 시간이 없다며 하늘 한 번 쳐다보지 못하고 동동거리며 살았던 생활에서 벗어나 조금은 게으르고 조금은 나만 알며 조금은 덜 착한 삶을 살기를 바란다.

암 환자의 진정한 보호자 역할

암 환자에게 있어 가족이나 보호자의 관심은 환자가 투병을 잘 할 수 있는지와 연결된다. 환자는 자기몸 하나 가누기도 힘든데 보호자의 조력 없이 투병생활을 하는 것은 불가능하다. 보호자가 어떻게 환자 곁에서 조력 하느냐에 따라서 투병생활이 달라지기 때문에 나는 환자들의 초진방문이나 입원치료 중에도 환자 못지않게 보호자들의 행동과 마음 상태를 살핀다. 그것은 보호자의 역할이 암 환자의 치료와 예후에 지대한 영향을 미칠 정도로 중요하기 때문이다.

예를 들어 에베레스트 산을 등반할 때 산꼭대기를 점령하는 사람은 한 사람일지라도 원정팀은 수십 명이 된다. 등산가 혼자서 그 높은 에베레스트를 등정하는 것은 불가능한 일이므로 등반을 위해서는 베이스캠프가 있고 전진기지가 있다. 더불어 현지에서는 현지 사정에 밝고 경험 많은 셰르파도 합류하게 된다. 이런 조력자들이 있어야만 에베레스트를 정복하게 되는 것이다.

이 책이 환자의 투병생활을 위한 셰르파 역할을 해준다면 조력자는 가족이 되는 것이다. 이처럼 환자 중심으로 조력자를 구하고 나름대로 역할 분담을 한다면 투병의 길은 수월해진다. 그럼에도 불구하고 환자에게 방해만 되는 보호자도 많다. 투병의 중심은 환자가 중심이 되어야 하고 조력자는 조력자답게만 행동해야 한다. 환자의 심기를 불편하게 하는 것은 치료에 아무런 도움이 되질 않는다. 즉 조력자가 셰르파 역할까지 해서는 안 된다는 것이다. 보통 환자가 되면 모든 것을 보호자 의지대로 하는 경향이 많은데 이는 옳지 않다. 환자 스스로 자신의 병에 대해 많이 알아야 하고 필요한 정보는 환자와 보호자가 같이 공유해야 하며 환자가 최종 사령관이 되어야 한다.

물론 환자가 알 수 있는 정보도 한계가 있으니 항상 조력자에 귀를 기울여야 한다는 것도 잊어서는 안 된다. 만약 환자와 보호자가 자주 의견 충돌이 일어난다면 여기서 보호자는 환자의 의견을 우선하는 자세가 중요하다. 자신의 몸에 대해 현재 상황을 제일 잘 파악하고 있는 사람은 환자이기 때문이다. 진정으로 가족의 투병을 지원하고 쾌유를 바라는 마음을 가진 보호자는 조용히 따라주는 것만으로도 환자에게 보탬이 될 것이다. 그것이 진정한 보호자의 역할이다.

내가 보았던 환자들 중 보호자가 나를 감동케 한 가족들이 있었다.

환자 나이는 80대 중반으로 자식들은 한국을 비롯해 미국 동부와 서부, 그리고 호주에 흩어져 살고 있었다. 한국에 살아도 병간호를 위해 모이는 것은 쉽지 않는 일인데 이들은 달랐다. 자식들끼리 의논하여 정보를 나누어 수집하고 이것을 큰아들이 취합하여 각자의 생활이 있는데도 생업을 미루고 한 달씩 번갈아가며 한국으로 들어 와 간호를 하는 것이었다. 그런 자식들의 정성이 하늘에 닿았을까. 빠른 속도로 환자의 건강이 회복되는 것이다.

그런가 하면 정 반대의 사례도 있었다. 어느 부잣집 어른이 암으로 입원해 있었는데 하루는 아들 친구가 문병을 와 아들을 위한답시고 하는 말이 '너의 아버지가 빨리 돌아가셔야 네 인생이 풀릴 건데'라고 하지 않는가. 물론 아들이 말한 것은 아니었지만 이런 말을 들었을 때 정말 치료하는 의사도 힘이 빠질 수밖에 없다.

환자의 보호자라 해도 전혀 도움이 되지 않는 이들도 많다. 어떤 환자는 잘못된 조력자의 말을 듣고 복어 알을 먹고 암을 치료 했다는 말에 귀가 얇아져서 나에게 복어알을 먹어도 되느냐고 물어오는 것이었다. 나는 환자가 수집한 정보에 가능하면 환자의 의사를 존중해 크게 해롭지 않으면 해 보게 하는 편인데 복어 알이라니...

복어알은 맹독성이 있다. '테드로도톡신'이라는 맹독성으로 치명적일 뿐 아니라 내게는 복어알에 대한 임상도 없고 문헌에서도 찾아볼 수도 없어 극구 말렸는데도 듣지 않았다. 복어알이 발효가 잘 되어서 독성이 약해 그것을 먹고 완치하는 사람이 있었다며 기어코 입원환자 세 명이 먹었는데 두 사람은 크게 다치지는 않았지만 한 사람은 저승구경을 하고 왔다고 할 만큼 죽음의 문턱까지 가기도 했었다.

암 치료에 좋다고 하는 것은 3천 가지가 넘는다. 그것을 다 시도해 보려면 못해도 100년 이상은 걸릴 것이다. 환자들 마다 치료전략과 전술이 없다 보니 이 말을 들으면 이것도 해보고 싶고, 저 말을 들으면 저것도 해보고 싶어 하지만, 그렇다고 끝까지 하지도 않고 며칠이면 다른 것을 찾는다.

이렇게 투병생활을 좀 하다 보면 먹다 남은 암 건강식품들이 집집마다 쌓여있기가 일쑤인데 이는 전략과 전술이 없는 불안과 초조의 표현이다. 흔들리지 않는 투병생활을 할 수 있도록 전략과 전술을 확실히 세우고 가족들이 진정한 조력자가 되는 것은 환자 스스로 나을 수 있다는 신념을 갖는 것만큼 중요하다.

가족의 사랑은 암환자를 살린다.

봄이라고는 하나 아침 저녁으로 꽃샘바람이 불어 달맞이고개 해월정의 목련이 봉오리를 오므린 채 좀처럼 얼굴을 보여주지 않고 있었다. 햇살이 기우는 오후 무렵 40대 초반 정도 되어 보이는 젊은 부부와 60대 정도 되어 보이는 남성이 우리 한의원을 찾았다. 딱 보기에 젊은 남성이 문제가 있어 보였다. 얼굴은 붓고 거무튀튀하며 입술이 말라 각질이 일어나 있었고 금방이라도 쓰러질것 같았다.

여행사를 하는 중국교포 3세로 상하이에서 암 진단을 받고 서울 온지 2주가 되었다고 했다. 물론 달맞이 한의원에 오기까지 우리나라에서 내로라하는 대학병원과 용하다는 한의원을 몇 군데 거쳤고 충청도에 있는 공기 좋은 요양원까지 다녀온 뒤였다.

서울에 있는 대학병원에서 췌장암 3기라고 판명을 받고 수술은 못하며 항암을 시작해도 수술할 수 있는 확률은 10프로 내외라며 죽는다는 말만 하지 않았을 뿐 시한부 선고를 내렸던 것이다.

경상도가 고향인 중국에 계시는 노부모에게는 비밀로 한 채 작은아버지와 친척들이 있는 서울로 와 용하다는 병원들을 다녀보았으나 환자에게 부정적인 생각만 갖게 할 뿐 아무런 도움이 되지 않았고 항암치료를 받고 싶지 않았던 남성은 운명이라면 조용한 곳에서 쉬다가 명을 다할 참이었다. 말이 그렇지 이런 과정을 겪는 2주 동안 사랑하는 아내의 마음이 어떠했을지는 미루어 짐작할 수 있을 것이다.

손만 놓고 있을 수 없었던 동갑내기 부인은 인터넷을 검색하기 시작했고 급기야 달맞이 한의원을 찾아 남편을 데리고 무조건 KTX에 몸을 싣고 부산에 도착했던 것이었다.

환자의 단정한 외모처럼 착한 성격이 읽혔다. 아이들을 좋아하는 환자는 주로 여행객으로 학교 학생들이나 선생님과의 교류가 많아 그들이 주문하는 모든 것을 완벽에 가깝게 처리해주는, 그래서 해결사로 불렀다고 하니 그가 얼마나 착하고 열심히, 그러나 자신에게는 힘들고 버거운 시간을 살아왔는지 이해가 갔다.

"여행사가 아닌 교사가 되었으면 참 좋았을 텐데..."

라고 내가 말했더니 어떻게 그렇게 잘 아느냐며 부인은 하나하나 남편의 성격을 말하기 시작했다.

너무 착한 남편은 스스로 몸이 문제가 있음을 느낄 수 있었는데 허리가 아파 디스크인가 싶어 CT촬영을 했더니 검사 결과는 암이었던 것이다. 검사결과를 말하는 의사의 표정이 심상치 않아 큰 문제가 있음이 느껴졌는데 중국 의사선생은 환자에게 이렇게 말했다고 한다.

"병이 위중한데 어떡하겠나, 입원은 시켜주겠지만 너무 젊어 별 방법이 없습니다."

겨울을 지난 지가 언제인데 온몸이 한기가 들더니 다리가 후들후들하고 가슴이 꽉 막혀 두 부부는 한동안 아무런 말을 할 수가 없었고 담담한 남편과는 달리 아내의 눈에서는 주체할 수 없는 눈물만 흐르고 있었다.

중국은 인구도 많지만 사회주의 국가이므로 병원의 시스템이 민주적이지 못했다. 아침이면 천 명 이상의 환자가 줄을 서야 하고 진료를 받기까지는 오후 늦게나 차례가 되어 겨우 진료를 받게 되는데 1분 정도면 끝이라고 한다.

그런 이야기를 들으니 우리나라는 예약 시스템이 잘 되어 있어 하루 온종일 무조건 기다려야만 하는 중국과는 다른 나름의 민주적인 진료 시스템으로 운영되고 있음을 알 수 있었다.

엘리베이터를 타려면 한 시간은 족히 기다려야 할 정도로 겹 겹이 선 줄을 보고 더 이상 상하이에 머물러야 할 이유가 없다 고 판단된 부인은 친지들이 있는 한국으로 전화를 해 이 사실을 알렸고 그날 당일 한국행 비행기에 몸을 실었다.

한국에 도착한 그 길로 대학병원과 한방병원을 오가며 2주의 시간을 보냈지만 진료받은 병원의 의사들은 한결같이 부정적인 말로 희망이나 믿음 보다는 절망의 나락으로 내몰았다.

그러나 그대로 멈출 수 없었던 부인은 인터넷을 샅샅이 검색 한 뒤 비로서 달맞이 한의원을 찾아냈던 것이었다. 몹시 지쳐있 는 환자에게 견딜 수 있을 만큼의 치료가 시작되고 초조해 하는 부인을 입원실로 안내했더니 부인은 깜짝 놀랐다.

"아니! 병원이 카페 같아요. 너무 예쁘고 따뜻해요."

3월 초라 아마도 돌아다니기에는 꽃샘바람이 만만치 않았던 모양이었다.

부인은 남편이 치료를 받고 올 때까지 신기하다는 듯 편백나 무 침대가 놓인 넓고 편안한 입원실과 해독실 및 찜질방 등을 돌아보며 그제야 안심이 되는 듯 깊은 숨을 쉬며 소파에 몸을 뉘었다. 특히나 환자와 보호자가 함께 지낼 수 있다는 것에 안도 하는 것 같았다.

여느 병원과 마찬가지로 환자만 입원하고 보호자는 돌아가야한다는 생각에 이미 호텔을 예약해놓고 왔다는 부인과 작은 아버지는 보호자가 얼마든지 함께 있을 수 있게 만들어진 달맞이 한의원의 보호자 동반 시스템에 큰 만족을 보이며 낯선 부산에서의 하룻밤을 보낸 다음 날 환자는 내게 이렇게 말했다.

"제가 살 수 있을 것 같아요" 그러자 부인이

"한국 온 지 처음으로 잠을 잘 잔 것 같아요"

그들의 작은아버지는

"다른데 가지 말고 여기에 있거라"

하시며 작은 아버지는 그 길로 서울로 돌아갔고 두 부부는 앞으로 행해질 치료에 대해 암과의 사투라 생각하지 않고 마치 친구와의 긴 여행이라 생각하겠다며 심신에 평정이 찾아왔음을 고백했다.

환자가 혼자서 병을 이겨내고 극복하기란 정말 힘들다. 특히 암은 병의 특성 상 식이요법과 자연환경이 적절히 조화를 이루고 환자에게 맞는 요법을 적용해야 하지만 거기에 중요한 것은 가족의 사랑과 협조가 없이는 치유될 수 있는 병이 아니다. 즉 적극 간호해줄 사람이 필요하며 만약 이렇게만 할 수 있다면 환자는 살아날 가능성이 많다. 그러므로 암과의 싸움에 있어 보호자의 관리와 협조 여하에 따라 환자를 살릴 수도 죽일 수도 있는 것이다.

행복하게 치료를 받는 다는 말이 어쩌면 이해가 가지 않을 지도 모른다. 그러나 환자는 행복하다고 했고 아무런 걱정이 생기지 않는다고 했다. 사랑하는 아내가 곁에 있고 넓은 통유리로 들어오는 아침의 태양의 기운을 받으며 산과 바다를 동시에 감상할 수 있는 해월정의 산책이 자신을 죽음이 아닌 살 수 있는 길로 인도받고 있음이 느껴진다고 했다. 암이 완쾌가 되지 않아도 죽지만 않는다면 겸손하게 관리하며 살아갈 것이라는 그들의 긍정적인 마인드는 분명 암을 이겨 낼 것이라는 확신을 치료사인 내게 오히려 심어주었다.

제5장

암을 극복한 사람들, 그들의 공통적 특성

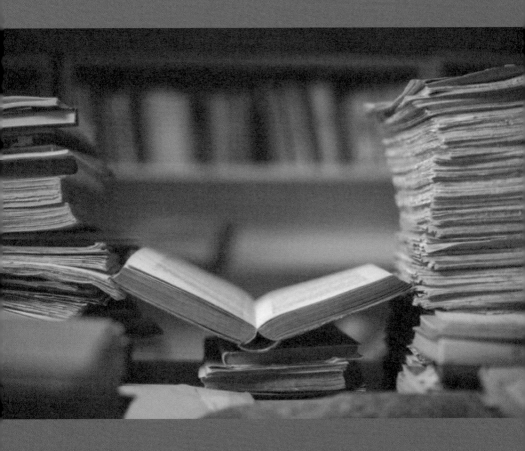

이블린 와셀루스 박사의 암 극복기

이블린 와셀루스 박사는 영국 옥스퍼드대학 심장혈관 외과의 사이다. 누구보다도 암에 대하여 잘 알고 있을 박사 자신이 암에서 자유롭지 못했다. 암에 걸린 것이다.

암 환자는 병원에서조차 어차피 죽을 사람이라고 알고 있지만 어느 누구도 암 환자에게 얼마 안가서 죽을 사람이라는 말을 해주는 사람은 없다.

이처럼 생명을 연장한다 하고 엄청난 고통으로 환자를 떠나보낸다는 것을 누구보다 잘 아는 박사는 현대의학에 몸을 맡겨 자신도 그렇게 떠나갈 수가 없었던 모양이다. 현대의학으로는 자기가 가야할 길이 뻔히 보이는 상황에서 암을 극복한 사람을 찾아 나서기로 했다.

박사가 만나본 사람은 400명, 그들을 만나보고 암을 극복한 이유를 과학자답게 분석하고 정리하여 발표하였다. 스스로가 청춘을 바친 의학을 부정하고 실사구시의 자세로 실제로 암을 극복한 사람들의 경험을 분석하여 공통점을 찾아 낸 것이다. 이 박사의 분석은 내가 말하고 있는 것과 거의 가깝게 정답에 와 있는 것을 보고 동변상련의 마음으로 이 내용을 소개하기로 했다. 소개에 앞서 나는 와셀루스 박사의 훌륭한 점을 나는 이렇게 보았다.

1. 확정편견에 빠지지 않고 백지상태에서 전략과 전술을 세웠다.
2. 실사구시의 자세로 접근하였다.
3. 본인이 의사였기에 거대한 의학적인 권위에 주눅 들지 않았다.
4. 서두르지 않고 순리대로 차근차근 진행했다.
5. 400명이라는 완치한 사람을 직접 만나보고 수많은 정보를 취사선택을 했다.
6. 과학적인 자세로 분석 정리하여 또 다른 본인과 같은 사람을 위하여 발표하였다.

이처럼 현대의학의 학설과 치료법 등으로 치료했을 때의 결과를 누구보다 잘 아는 박사가 스스로 암을 극복할 길을 찾아 나섰고 그녀가 발표한 암을 극복한 사람의 19가지 공통점을 약간의 해설을 달아 여기 소개한다.

이블린 와셀루스 박사가 조사한 암을 극복한 사람들의 공통적인 특성

1. 암을 이긴 사람들은 모두 암에 걸린 사람들에게 누구는 살고 누구는 죽을 거라고 말할 수 있는 권리나 권위를 가진 사람은 아무도 없으며 또 누구는 언제 죽을 것이라고 그 시기를 말할 수 있는 사람도 없다는 것을 알고 있었다.

그렇다. 암에 걸린 환자들에게 병원에서는 잔여 시한이 3개월이라든가, 6개월이라든가, 1년밖에 넘지 않았다고 너무 쉽게 얘기하곤 한다. 하지만 이런 선고 아닌 선고를 받고 온 환자 가운데는 실망과 충격이 크다. 이런 선고는 환자의 의욕과 의지를 저하시켜 면역치료 등 암과의 투병과 삶의 연장에 전혀 도움이 되지 않고 암이 주는 중압감과 고통에서 벗어나기 힘들게 만들며 암을 오히려 악화시킬 수 있다.

의사라는 이름으로 하나뿐인 사람의 목숨을 너무 쉽게 판단하고 판결하면 안 된다.도대체 누가 그들에게 그런 말을 할 수 있는 권리와 권위를 주었는가?

자기들이 무슨 염라대왕이라도 된단 말인가, 이런 말은 생명을 관장하는 신(神) 밖에는 할 수 있는 말이 아니다. 인간의 강한 의지 앞에는 그런 말이 통하지 않는다는 것을 실증적으로 증명해야 한다. 환자들 역시 사람은 한 번 나면 죽는 것은 틀림없고 언젠가 죽는다는 것은 확실한 진리인데, 의사가 쉽게 내린 판단에 흔들려서 쉽게 체념하거나 포기해서는 절대 안 된다. 그것으로 끝이다.

암은 반드시 낫는다. 길은 있다. 그리고 누구나 이길 수 있다. 당신 또한 얼마든지 암을 이길 수 있고 실제로 많은 암 환자들이 자연치유 요법으로 암을 이기고 있다.

2. 암을 이긴 사람들은 모두 자기의 마음가짐과 태도를 강한 이미지로 바꾸었다.

불교 화엄경의 중심사상은 일체유심조(一體唯心造)다. 세상만사가 마음먹기에 달렸다는 얘기다. 마음가짐을 바꾸면 세상을 살아가는 자세가 달라지고 겉으로 풍겨 나오는 이미지가 달라진다.

오장육부도 변한다. 내가 강조하는 것 중의 하나가 마음에너지의 변화다. 강한 마음에너지가 강한 이미지를 만들고 그것은 빅뱅과도 같은 강하고 무한한 에너지를 발휘한다. 나는 암을 이길 수 있다는 확신으로 정신을 바짝 차리고 눈을 크게 부릅뜨자. 이런 강한 에너지야말로 암을 이겨내는 기본적인 힘이다.

어떤 어려움이 있어도 암을 이기고 말겠다고 마음먹으면 강한 에너지가 나타나고 그때부터 모든 것은 그 에너지가 이끄는 방향으로 가게 되어있다. 암을 이기는 길이 바로 여기에 있다. 나는 암을 반드시 이길 수 있다는 강한 마음에너지로 결연하게 무장을 하자. 이제 당신은 어제의 무기력하고 우울한 내가 아니다. 사람들은 달라진 나에게 박수를 보낼 것이며 대자연의 섭리도 길을 열어줄 것이다.

3. 암을 이긴 사람들은 모두 치료 결과에 높은 기대감을 갖고 있었다.

강한 마음에너지에 모든 것을 내맡기고 열심히 따라가면 암을 비롯해 어떤 병도 이길 수가 있다. 달라진 마음가짐과 행동, 신념, 주위의 협조가 더해지면 대자연의 섭리도 응답할 것이다. 더 이상 나 자신에 대해 체념하거나 삶의 의욕을 포기할 필요가 없다.

이제부터 달라진 나를 믿고 열심히 치료와 투병을 하면 그 결과를 의심하지 않아도 된다. 왜냐하면 자연치유 요법은 분명 나에게 긍정적이고 좋은 결과를 가져다 줄 것이기 때문이다. 노력해도 안 될 것이라는 패배주의에 젖을 필요가 없다. 미리 부터 전의를 상실한 군대는 백전백패하기 마련이다. 내가 암에 걸린 것도 어쩌면 이런 패배주의적인 삶 때문인지 모른다.

그리고 설령 금방 효과가 나타나지 않더라도 실망하지 말자. 강한 확신을 갖고 황소처럼 앞만 보고 뚜벅뚜벅 걸어가자. 나는 반드시 암을 이기고 말 것이라는 기대를 갖고 자신감을 가져라.

4. 암을 이긴 사람들은 모두 자신의 치유를 스스로 설계해서 관리했다.

암 환자는 남이 아닌 나 본인이기 때문에 살아도 내가 살고 죽어도 내가 죽는 것이다. 주위에서 뭐가 좋고 뭐가 좋다며 충고 하고 걱정하지만 그 열매는 결국 나의 것이며 성공도 실패도 나의 몫이다.

전략과 전술을 세워라. 세상에는 암에 좋다는 건강식품만 3천 가지가 넘고 암을 치료하는 방법도 무수히 많다. 이런 정보를 무시할 수는 없지만 살아도 죽어도 내 책임이니 모든 것을 냉정하게 판단해 모든 것을 내가 주관해야 한다. 따라서 의사와 주위 사람들의 말과 각종 정보를 바탕 삼아 스스로 착실하고 충실한 치료와 투병 계획을 설계해서 내 목숨을 내가 이끌고 가야 한다. 적을 알고 나를 아는 사람만이 암을 이길 수 있다.

마음 자세와 행동 등 모든 면에서 철저한 작전계획을 짜고 빈틈없는 방어로 암이 살 수 없는 환경을 만들어 제풀에 지쳐 떨어져 나가게 만들자. 준비한 사람만이 암으로부터 나 자신을 보호할 수 있다.

5. 암을 이긴 사람들은 모두 스스로 개발과 치료에 대한 공부를 게을리 하지 않았다.

암에 대한 정보는 이 세상에 무수히 많다. 암에 대한 정보가 많다는 것은 그만큼 암의 치료가 어렵다는 것을 반증한다. 사실 쉽게 생각할지 몰라도 사람의 발목을 삔 데는 특효약이라는 게 없다. 흔하디 흔한 감기약도 특효약이 없기는 마찬가지다. 그런데 그 어렵다는 암의 특효약은 왜 그렇게 많은지 알 수 없는 일이다. 따라서 현대의학적으로나 한방의학적으로, 그리고 민간의학적, 자연의학적으로 암의 원인이 무엇이지 공부해서 치료방법을 판단하는 능력을 키우자. 특정 암이 어떤 나라 어떤 민족에게 왜 많이 발생하는지, 시대의 변화에 따라 어떤 암이 발생하는지 스스로 공부하고 이겨내는 지혜를 얻자. 어느 일방에 무조건 매몰되지 말고 많은 사람이 좋아하든 싫어하든 상관없이 침착하게 살펴보고 판단해야 한다는 얘기다.

물론 공부하고 남의 얘기를 많이 듣되 최종 결정은 자신이 해야 한다. 이것 찔끔, 저것 찔끔, 남의 말에 휘둘리다 보면 부지불식간에 하나뿐인 내 목숨이 희생될 수 있다는 것을 꼭 명심하자.

6. 암을 이긴 사람들은 모두 기성의 암치료법을 거부하고 치료약도 거부했다.

암에 대한 현대의학적 치료방법은 수술과 항암제 투여, 방사선요법 등 3대 요법으로 아주 강한 발암물질이 수반되는 요법이다. 이블린 와셀루스 박사가 현대의학자이면서도 그 부작용을 누구보다 잘 알기에 이 방법을 기피하고 자연요법을 택한 이유가 바로 여기에 있다.

실제로 이 3대 요법은 멀쩡하던 사람들까지도 구토와 무기력, 건강한 세포의 사멸을 가져와 상태가 급격히 악화되는 등 부작용이 실로 엄청날 수 있고 사람에 따라 돌이킬 수 없는 상황까지 몰고 가는 경우가 많다. 그래서 이 3대 요법을 거부하고 자연 치유 요법을 택해 암을 이겨내는 길로 가는 사람이 많은 것이다.

그렇다고 해서 이 방법을 100% 무시하자는 얘기는 하지 않지만 나는 자연치유가 갖고 있는 위대한 자신이 갖고 있는 치유력의 힘과 능력을 믿으라고 얘기하고 싶다. 그래서 암을 이긴 사람들은 모두 외부의 물리적이거나 화학적인 힘에 의존하지 말고 자연적인 치료방법을 찾아 자신의 목적을 이룬 것이다.

7. 암을 이긴 사람들은 모두 외부로부터 어떤 종류, 어떤 것이든 자신의 치유에 부정적인 영향을 줄 수 있는 것을 방어했다.

암에 걸린 사람들이 자기 몸의 자연치유력을 믿고 치료와 투병방법을 설계했다가 보호자나 가족, 주변의 영향력 있는 사람들의 강력한 권유에 의해 중간에서 방향을 선회하기도 한다. 또 먹을거리만 하더라도 유혹에 빠지기가 쉬우며 운동 역시 지나치게 해서 저항력과 면역력을 떨어뜨리는 경우가 있다.

암을 이기는 사람들은 이런 주변의 말과 유혹에 단호하고 자신의 규칙에 엄격한 사람들이다. 뭐가 좋다는 사람들의 감언이설에 매혹돼 부정적인 방향으로 간다든지 유혹에 휩쓸리지 말고 자신에게 도움이 되는지 안 되는지를 냉정하게 판단해 아닌 것은 단호하게 거부하자.

내 건강과 목숨을 지켜줄 사람은 남이 아니며 최종적으로 나밖에 없다. 견디기 힘든 외부의 유혹으로부터 나를 지키려면 내 마인드부터 180도로 바꿔야 한다. 몸을 바꾸려면 마음을 바꿔야 하고 그곳에 암을 이길 수 있는 길이 있다.

8. 암을 이긴 사람들은 모두 치유의 길로서 자연요법을 택했다. 자연과 멀어지면 병과 가까워지고 자연과 가까워지면 병과 멀어진다는 만고의 진리를 믿자.

우리 인간은 대자연의 음식과 공기로부터 에너지를 얻어 외부 자극들로부터 우리 몸을 방어할 수 있는 능력을 갖추게 된다. 이렇게 자연에 의지하면서 생명력을 키우면 어떤 병이든 반드시 이길 수 있다. 따라서 대자연에 순응하는 요법처럼 강한 것이 없고 이것이 자연요법이다.

나는 자연치유 요법을 다음과 같이 정의하고 있다.

첫째, 잠은 잘 자는가.

둘째, 잘 먹는가.

셋째, 잘 배설하는가.

넷째, 혈액순환은 잘 되는가.

다섯째, 기 순환은 잘되는가.

이 다섯 가지 속에는 병원의 소화기와 호흡기, 순환기 등 모든 진료과목이 망라되어 있다. 사실 잘 자고, 잘 먹고, 잘 싸고, 혈액과 기가 잘 순환되면 병에 걸릴 이유가 없으며 어떤 병도 치유될 수 있다. 그러므로 암을 이긴 사람들이 모두 치유의 방법으로서 자연요법을 택한 것은 지극히 당연할 수밖에 없는 것이다.

9. 암을 이긴 사람들은 모두 스트레스를 피했다. 암의 치유는 마음의 평화와 매우 밀접한 관계에 있다.

미국의 125개 의과대학 중 이미 38개 대학이 대체의학의 한 분야로 불교의 참선과 요가의 명상을 정규과목으로 채택한지 오래다. 물 흐르듯 고요하고 평화로운 마음이 스트레스를 해소시켜 암이 접근하지 못하게 하거나 암을 이길 수 있게 만든다.

반대로 스트레스는 암의 발병과 밀접한 관계에 있다. 과도한 스트레스는 면역력의 저하를 가져오는데 암이 생기기 쉬운 사람은 그 정도가 심해진다. 이런 현상 때문에 '정신면역학'이라는 학문까지 생겨났다.

고민이 많은 사람은 위암이 잘 생기고 화를 잘 내는 사람은 폐암에 잘 걸리기도 한다. 이것은 생활 속에서 받는 심한 스트레스와도 연관이 있다. 평소 화를 벌컥벌컥 잘 내며 밤새 잠을 못 자고 고민하는 등 감정의 기복이 심한 사람이 병 없기를 바라고 암이 치유되기를 바라는 것도 지나친 욕심이다.

따라서 암 환자들은 식사습관 등 물리적 측면의 라이프스타일뿐만 아니라 스트레스에 잘 대응하고 극복하는 변화의 자세가 필요하다. 살다보면 스트레스를 받지 않을 수는 없지만 암을 이기기 위해서는 스트레스와 싸우기보다 아예 피하는 것이 현명하다.

10. 암을 이긴 사람들은 모두 자신에게 인내하는 법을 배웠다. 암과 같은 중병에 걸리게 되면 많은 제약이 따른다. 그러나 이

것은 제약이 아니라, 대자연의 운행섭리에 순응하는 것이다. 그 중에서도 가장 인내가 필요한 것이 타인에 대한 분노와 미움, 복수심 등이다. 내가 늘 환자들에게 하는 얘기지만 세상을 살다보면 좋은 인연도 만나지만 나쁜 악연도 만나기 마련인데 나는 악연을 무조건 용서하라고 말한다.

나에게 사기를 친 인간, 내 돈을 떼어먹고 간 인간, 그 이상의 철천지원수 같은 별의별 악연이 있지만 알고 보면 그도 불쌍한 인간이다. 미워하는 마음, 증오하고 저주하는 마음이 있으면 정작 병드는 것은 그 사람이 아니라 나 자신이다. 정말 나쁜 악연일지라도 미워하는 마음을 내려놓고 용서를 하게 되면 내 마음 속에 평화가 깃들고 몸도 가볍게 된다.

바다 같이 넓은 마음으로 끝없이 인내하며 분노와 미움, 복수심 등을 버릴 정도라면 그 사람에게는 암도 더 이상 발을 붙이지 못한다. 아무리 밉더라도 예수님,부처님의 마음으로 용서하자. 이것이 진정한 인내다. 죽어도 용서 못할 인간이지만 그래도 용서하자.

11. 암을 이긴 사람들은 모두 자신의 파괴적인 생활습관을 버렸다.

사람은 습관의 동물이다. 내 좋은 몸과 건강도 습관이 만든 것이며 아픈 몸과 병도 습관이 만든 것이다. 잘못된 습관에 젖어 살게 되면 그 습관으로 인해 반드시 어떤 병에 걸리게 되고 암 역시 마찬가지다. 따라서 암에 걸렸다면 지금까지 살아온 행태와 습관을 되돌아보며 그 습관을 버리고 암을 이길 수 있는 좋은 습관으로 바꿔야 한다. 사람에 따라서는 그 습관을 180도로 확 바꿔야할 필요가 있다.

가장 위험한 것이 파괴적인 습관이다. 음주와 흡연, 폭력적 성격, 도박, 지나친 육식, 과식 등등… 이런 남에게 지탄을 받는 습관을 고치지 못하면 암은 물론 그 어떤 병도 고칠 수가 없다. 습관을 고치기 어렵다면 자기 스스로에게 엄한 계율을 부여하자.

성경에 십계명이 있고 부처님도 계율의 사랑을 베푸셨듯이 잘못된 내 습관을 고칠 수 있는 계율을 만들어서 그것을 지켜나갈 때 암도 이길 수 있다.

자연치유 요법에서 자기에게 암이 생기게 만든 잘못된 습관을 고치지 않으면 절대 암이 낫지 않는다는 것은 불멸의 진리다. 여기에는 반드시 자기 자신에 대한 강한 인내심이 필요하다. 인내하고 또 인내해서 어떤 어려움이 있더라도 암을 이길 수 있는 습관을 갖자.

12. 암을 이긴 사람들은 모두 어떤 형태로든 운동을 했다.

암 환자는 무엇보다 적절하고 적당한 운동을 해야 한다. 운동은 스트레스를 해소시켜 주고 기혈순환이 잘 되도록 도와 암을 이길 수 있도록 만들어준다.

그러나 운동은 너무 적게 해도 좋지 않으며 너무 많이 해도 해롭다. 병 때문에 일어나지도 못하고 겨우 물만 삼키던 사람이 건강이 좋아졌다며 방심한 채 지리산 천왕봉을 올라가기도 한다. 이렇게 과격한 운동을 하다가는 분명 큰 문제가 생긴다.

운동은 반드시 자기 몸에 맞는 운동을 해야 하며 지친다는 느낌이 들 때까지 하지 말고 기분이 좋다는 느낌이 들 때까지만 하자.

열심히 치료해서 아주 작아진 암이 주먹만큼이나 커지는 것은 순식간이다. 과도한 운동이나 스트레스 등으로 조그만 틈만 줘도 암은 이 기회를 노리고 기세를 부린다. 살림을 늘리는 것은 어렵지만 까먹는 것은 금방이다. 지나치게 욕심을 부리다가는 한 방에 날아갈 수 있다는 것을 명심하자. 특히 한의학적으로 볼 때 암은 기혈순환이 안 돼 형태로 나타난 것이다. 흐르는 물은 썩지 않듯이 적당한 운동으로 기혈순환이 잘 되도록 돕자.

13. 암을 이긴 사람들은 모두 자주 질문을 하고 대답을 요구하는 까다로운 환자들이었고 자신을 위한 끈질긴 투사들이었다.

어느 날 생각지도 않게 암에 걸렸다면 암의 실체에 대해 잘알아야 한다. 다른 병도 마찬가지다. 자신을 포함해 사람은 누구나 병의 전문가가 아니다. 따라서 병을 이기려면 스스로 자기 병의 전문가가 되어야 한다. 자기 병을 잘 아는 것은 무엇보다 중요하다. 그래야 그 병에 대한 치료철학과 이길 수 있다는 신념을 가질 수 있기 때문이다.

유대인 엄마들은 자녀들이 학교에서 돌아오면 오늘 공부를 열심히 했느냐고 묻지 않고 오늘 선생님에게 몇 번이나 질문을 했느냐고 묻는다고 한다. 궁금한 것에 대한 질문만큼 효과적인 공부가 없고 지식을 넓혀주는 것도 없다.

환자 가운데는 자신의 병에 대해 끈질기게 물어오는 사람이 있다. 솔직히 너무 많이 자주 질문하면 귀찮기도 하다. 하지만 대답을 안 해줄 수 없고 그럴수록 그 사람의 지식은 쌓여간다. 또 의사는 이런 환자를 훌륭하게 생각하고 치료에 더 많은 신경을 쓰게 된다.

요즘 인터넷에는 환자가 원하는 많은 정보가 올라와 있다. 올바른 정보의 취사선택이 중요하다. 내 몸의 상태를 가장 잘 아는 사람들은 나 자신이다. 이를 바탕으로 끈질기게 질문하고 돌아오는 답변 속에서 내가 가야 할 길, 병을 고칠 수 있는 방법을 찾자.

14. 암을 이긴 사람들은 모두 한 가지 약이나 치료법으로 나을 수 없다는 것을 알고 생명력을 강화시킬 수 있는 다른 요소들과 형태들을 융화, 흡수할 수 있는 길을 부단히 모색했다.

암의 발병은 단순한 것 같으면서도 어렵다. 따라서 암은 감기에 걸렸을 때 해열제를 사먹는 것처럼 어떤 한 가지 약으로 쉽게 나을 수 있다고 생각하면 큰 오산이다. 암은 어떤 특효약이 있을지 모른다는 생각으로 접근하지 말고 종합적, 복합적으로 접근해야 한다.

한 가지 약이나 치료법으로 나을 수 있는 암은 없다는 것을 명심하고 암을 치료하는 특효약을 찾는 데에 몰두하지 말자. 현대의학만 맹신하다가 아까운 생명을 쉽게 잃어버리는 사람들이 있다. 한방의학과 자연치유 요법에는 몸속의 독소를 해독하고 생명력을 높여주는 방법이 많다.

암을 이길 수 있는 생활습관과 식습관, 내 몸의 원활한 신진대사, 면역력 제고, 적당한 휴식 등 내 암을 이길 수 있는 모든 방법을 복합적으로 모두 동원해서 암이 내 몸에서 도저히 살지 못하고 떠나가게 만들자.

15. 암을 이긴 사람들은 모두 무엇인가 삶의 목적 같은 것을 학수고대하고 있었다.

사람은 누구나 언젠가는 이 세상을 떠난다는 것이 정해진 이치다. 이 세상에 태어나 살아오면서 벌려놓은 것이 있으면 그것을 잘 마무리하고 떠나야 한다. 이것 하나만으로도 삶의 목적은 뚜렷해진다. 자기가 뿌린 것은 자기가 거둬야 한다. 그것을 거두지 않고 떠난다는 것은 정말 무책임한 것이다. 이처럼 인생의 뚜렷한 목적이 있어야 살아야 하는 이유와 치료해야 하는 이유가 생긴다.

내 삶의 목적은 무엇인가? 가만히 한 번 되돌아보자. 살아야 할 이유가 없다면 지금 내가 암을 열심히 치료해야 할 목적도 꼭 이겨야 할 의미도 없다. 내가 삶을 살아야 할 이유와 목적은 먼 바다를 향해 떠나는 배의 좌표와 같다. 그 설정된 좌표를 따라 열심히 항진을 해야 원하는 항구에 닿을 수가 있다. 그렇지 않으면 망망대해를 이리저리 표류해야 한다.

암 환자는 내가 난치병이나 불치병에 걸렸다는 충격과 상실감으로 우울증에 걸리기가 쉽고 생의 의욕을 잃기가 쉽다. 이때 자신을 지탱해줄 수 있는 버팀목이자 견인차가 삶의 목적과 삶을 살아가야 하는 이유다.

16. 암을 이긴 사람들은 모두 혼자가 아니라는 것을 다짐하면서 새로운 친구관계를 개발했다.

어느 날 갑자기 암에 걸리게 되면 암 환자의 모든 일상이 그전과는 많이 달라지게 된다. 암 환자는 외롭다. 이 세상이 나를 버렸다는 생각이 들고 세상에 나 혼자 뿐이라는 외로운 생각이 든다. 암보다 더 무서운 병이 외로움인 것이다.

유방이 한나라를 건국해 가는 과정을 그린 중국의 역사소설

초한지(楚漢志)에서도 진나라의 병법가 황석공(黃石公)은 '병 중에서도 가장 무서운 병은 외로움이다'라고 했다. 이 세상에 나는 혼자라는 생각에 빠져서 외로움에 지치면 암을 결코 이길 수 없다. 따라서 암 환자는 외롭지 않아야 한다.

그러나 외로움을 이기는 자가 진정한 강자다. 서로 동병상련의 아픔을 나누고 위로하며 정보교환 등 조언과 충고를 아끼지 않고 힘들고 외로움을 나눌 수 있는 동반자가 있어야 한다. 여기에서 새로운 인간관계, 친구관계가 형성된다.

나는 많은 암 환자들이 이렇게 해서 아름답고 멋진 동반자 관계를 형성해서 삶의 기쁨을 얻고 투병의 의지를 다져가는 것을 자주 본다. 혼자 외로워하며 우울증에 빠져 암에게 지는 길을 택할 것인가, 아니면 든든한 동반자를 만들어 함께 암을 이기는 길로 갈 것인가? 그것은 자신의 선택에 달려 있다.

17. 암을 이긴 사람들은 모두 내적으로 고요함을 지키는 법을 찾아냈고 스스로 유머 감각을 늘 키웠다.

암을 비롯한 모든 병의 치료 과정과 그 중심에는 마음이 있다. 즉 평상심이다. 슬프다고 애통해하지 말며 기쁘다고 휩쓸려서는 안 된다. 치료가 잘 돼 암이 줄어들었다고 붕 뜨지 말고 고통스럽다고 체념에 빠지는 등 바람에 밀려다니는 부평초처럼 일희

일비 해서는 안 된다. 어차피 암의 치료는 길고도 긴 장기전이기 때문이다.

그리고 암과 투병하더라도 환자의 삶은 즐겁고 행복해야 한다. 삶이 고통스러우면 투병 자체도 고통스럽다. 유머감각을 키우는 것은 그래서 중요하다. 이런 이유 때문에 암 환자를 위한 웃음치료가 각광을 받고 있다.

우리 한의원에서도 한 달에 두 번 정도 웃음치료 전문가가 와서 암 환자를 대상으로 마음껏, 싫컷 웃는 연습을 가르치고 있다. 평소 잘 웃지 않는 사람도 억지로 웃는 연습을 하면 웃음과 유머감각에 친숙하게 된다.

방송사 개그맨들도 거울 앞에 서서 많은 시간 동안 웃는 연습을 하고 유머감각의 개발을 통해 그렇듯 잘 웃고 진짜 개그맨이 된 것이다. 고요한 명상을 통해 평상심을 기르는 한편, 웃기 싫어도 억지로도 웃고 유머감각을 개발해 삶에 윤기가 흐르게 하자. 웃는 집에 만복이 찾아온다는 말을 믿자.

18. 암을 이긴 사람들은 모두 치유의 방법으로 어떤 사람들은 자연과 음악, 또 식이보조제 등을 이용했는데 공통적인 것은 모두 대체의료 요법이었다.

자연치유 요법이란 현대의료 요법과 대칭점에 서있는 자연요법을 말한다. 즉 현대의학의 치료법을 따르지 않고 이를 대체할 수 있는 다양한 요법의 총칭이 대체의료 요법이다. 자연치유법이 진정한 치료법인데 현대의학을 대체하는 요법이란 것은 맞지 않는 단어이다. 여기에는 자연건강법과 식이요법, 약품이 아닌 건강식품의 섭취, 음악치료, 웃음치료, 향기치료, 운동치료, 기혈치료 등 다양한 요법이 있다.

그런데 암을 이긴 사람들은 그만큼 현대의학에 자신의 몸을 온전히 내맡기지 않고 이런 대체의료 요법의 일부에 의존했다는 얘기다. 거듭 강조하지만 수술과 항암제 투여, 방사선 치료로 요약되는 현대의학의 암 치료 방법으로는 큰 한계가 있다는 것은 현대의학적 치료를 거부하고 이 조사를 실시한 이블린 와셀루스 박사의 예만 봐도 극명하게 알 수 있다.

이밖에도 현대의학적 치료를 거부하고 깊은 산속으로 들어가 자연치유 요법에 의존하는 현대의사들 역시 한둘이 아니다. 설령 어쩔 수 없이 수술을 하고 항암제를 투여했을지라도 가급적 빨리 자연치유 요법으로 전환하면 암 치유의 가능성은 커진다. 취할 것은 취하고 버릴 것은 버려야 한다. 우리네 인생살이가다 그러하듯이 암을 치유하는 것도 마찬가지다. 자가면역 요법 안에 희망의 포구가 있다.

19. 암을 이긴 사람들은 모두 모두 각자 자기 나름의 방 법대

로 영적활동과 사랑을 통한 치유를 추구했다.

암에 걸린 사람들의 심정은 자기 자신밖에 모른다. 가족을 포함해 타인들은 이러쿵저러쿵 말이 많고 어떤 말이든지 할 수 있지만 그들은 암 환자의 심정까지 헤아리지 못한다. 믿을 사람이 없는 것이다. 이럴 때 암 환자들에게 힘이 되는 것이 신앙에 의지하거나 기타 영적활동을 하는 것이다.

하나님과 부처님 등 자신이 믿는 종교생활에 더 헌신적으로 활동하자. 조상신을 더 열심히 섬기는 것도 좋다. 내가 의지할 수 있는 대상을 갖는다는 것이 중요하다.

그런 한편으로 너그럽고 애정이 충만한 가슴으로 주변의 모든 것을 사랑하자. 세상에 사랑만큼 위대하고 강한 무기가 없다. 말보다는 마음과 행동으로 그 사랑을 실천하기 위해 노력하자.

이렇게 하다보면 여기에서 생긴 마음에너지가 암을 치료하고 투병하는 데에 결정적 힘이 된다. 사랑은 받는 것보다 주는 데에서 더 큰 행복이 오며 이것이 바로 사랑을 통한 치유다. 믿음과 소망, 사랑 중에서 으뜸은 사랑이라고 한 성경 말씀은 진리 중의 진리다. 암과 투병하는 나 자신을 가장 자유롭게 만드는 것이 사랑이다. 그렇게 하다보면 하늘과 같은 큰 마음을 갖게 될 것이다.

이처럼 이블린 와셀루스 박사의 암을 극복한 사람들의 공통적인 특성에 대해 나름대로 주석과 풀이를 달아보았다. 이 19가지의 특성이야말로 암 환자뿐만 아니라 다른 난치병에 걸려 투병하는 모든 환자들, 그리고 건강한 사람들까지도 꼭 따르고 지켜야 할 글들이다.

대자연이 주는 귀한 선물인 자연치유 요법의 모든 것을 이렇게 응축, 요약해서 잘 정리된 글은 없을 듯하다. 실제 400명의 암 완치자를 만나보고 통계치료로 정리한 것이니 실증적이라서 더 소중하다.

이블린 와셀루스 박사는 이 19가지 암을 이긴 사람들이 말한 19가지의 공통된 특성을 닮겠다고 자신과 굳은 약속을 했고 결과 그녀는 이 방법으로 보란 듯이 암을 이겨냈다. 이블린 와셀루스 박사는 암을 이겨낼 충분한 자격이 있었다.

제6장

자연치유 요법으로
암을 치료한 사람들

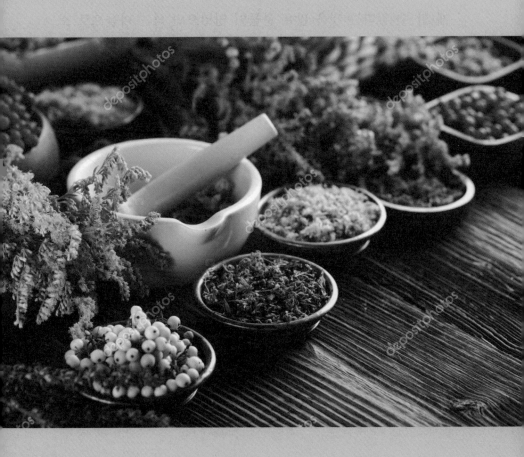

이 글은 백비를 처방하기 전 자연치유요법으로만 치료하면서 환자분들과 희노애락을 같이 하면서 환자입장에서 진솔하게 기술한 글이다. 암 치료가 고통만 주는 것이 아니라 즐겁고 행복하게 할 수 있다는 것을 많은 분들이 알았으면 하는 마음으로 소개하니 투병생활에 참고 하면 좋을 것 같다. 결코 암치료는 고통이 아니라 행복이다. 암치료는 참된 인생을 찾아가는 터닝포인트이다.

1. 위암의 수렁에서 벗어나다

- 백 영 규

위암 판정을 받던 날

부산시 강서구 대저동에서 자원 재활용사업을 하고 있던 나는 건강보험공단으로 부터 건강 검진을 받으라는 통보를 받았다. 사업체를 운영하면서 2년에 한 번씩 실시하는 이런 건강검진을 의무적으로 받지 않으면 불이익을 받기 때문에 나는 이날 시키는 대로 검진을 받기로 했다.

내가 찾아간 병원은 사업장 근처에 있는 구포의 00병원 암 검진센터였다. 그런데 병원에 가기 전부터 내 마음은 많이 착잡했다. 내게는 그럴 만한 이유가 있었다.

작년에 아내는 부산 기장에 있는 원자력병원에서 위암 판정을 받고 수술을 한 적이 있었는데 그때 나도 평소 소화가 잘 안되고 속이 가끔 쓰리는 증세가 있어서 덕분에 정밀검사를 받아 본 적이 있다. 검사 결과 의사로부터 다행히 암은 아니지만 현재 위염 증상이 있고 이것이 암으로 발전할 확률이 높다는 말을 들었기 때문에 암 검진센터를 가면서도 이런 일말의 두려움 때문에 내 발길은 다소 무거울 수밖에 없었다.

이 00병원 암 검진센터의 주치의는 모 공중파 TV방송의 건강 관련 프로그램에서 자주 얼굴을 볼 수 있는 나오는 의학박사이자 암에 대한 권위자였다. 그런 만큼 진단결과에 대한 믿음과 신뢰도 크겠다는 생각이 들었다. 나는 제발 아무 일도 없기만을 바라며 충실하게 검사를 받았다.

검진은 내 몸 전반에 걸쳐 광범위하게 진행되는 듯 했고 검사를 모두 마치기까지 생각보다 많은 시간이 걸려 불안한 마음이 들기도 했지만 나는 주치의가 암에 대한 권위자이니만큼 꼼꼼하고 치밀하게 검사하는 것이라고 생각했다. 검진을 모두 마친 의사는 조직검사까지 모두 했으니 일주일 후에 결과를 알려주겠다며 그때 병원으로 다시 나오라고 했다.

나는 일주일을 보내는 동안 아무 것도 할 수 없었고 결과가 나오기도 전에 이미 환자가 되어 있는 것 같았다.

일주일 후 만사를 제쳐놓고 병원을 찾았더니 주치의는 아니나 다를까 청천벽력 같은 검사결과를 내게 통보했다. 위의 종양은 암으로 판단됐으며 대장에도 암이 전이되어 검사과정에서 종양 같은 것을 잘라냈었다는 얘기였다.

위장의 종양은 그렇다 치더라도 대장에도 종양 같은 것이 있어서 아무렇지 않게 잘라내 버렸다니 너무나 황당해서 이해가 되지 않았다. 그런 중대한 일이 있었다면 당연히 그때 나에게 말을 해줬어야 하는 것이 아닌가!

하지만 주치의는 이름난 의학박사이자 암에 대한 권위자였다. 원래 검사과정에서 대장에 생긴 종양 같은 것은 그렇게 간단히 잘라내기도 하는가 보다 하고 생각했지만 아무튼 당장의 위암이 문제였다. 모니터에 나타난 위 내시경으로 찍은 사진으로 보니 하얗게 보이는 종양이 위벽에 가득 붙어 있었다. 도대체 저 종양이 언제 내 위속에서 저렇게 크게 자라고 있었단 말인가!

당시 내 상태는 진행성 위암2기였다. 암에는 진행성과 돌발성이 있는데 갑자기 돌발성으로 생긴 암보다 진행성이 더 무섭다고 했다. 진행성은 오랫동안 암이 뿌리를 내리고 진행되어 온 것이기 때문에 그만큼 말기로 발전할 가능성이 크다는 것이다.

당장 대학병원에 암환자로 등록신청을 하고 곧바로 수술을 받으라고 말하는 주치의말을 들으면서 순간 내 머릿속은 하얗게 변하며 아무런 생각을 할 수가 없었다.

'아, 결국 나도 이렇게 해서 암 환자가 되는구나... 수술을 하고 항암치료와 방사선 치료를 받고 운이 좋으면 살고 아니면 죽게 되는구나...'

의사가 소견서를 적으며 빨리 대학병원으로 가라고 하면서 아는 대학병원이 있느냐고 물었다. 내가 없다고 하자 의사는 간호사에게 대학병원에 연락해 수술 예약을 하라고 말했다. 순간 세상이 온통 잿빛으로만 보였다. 그야말로 패닉 상태에 빠져있는 나에게 간호사 대학병원에 연락해 수술 날짜를 10일 후로 잡았으니 준비를 하시라고 친절하게 일러주었다.

앞으로 남은 시간 10일!, 내 입에서는 절로 신음소리가 튀어 나왔다. 10일 후면 이제 나는 병원의 차가운 수술대 위에 누워 있을 것이고 의사들은 메스로 종양을 도려내겠지...그리고 모진 항암과 방사선 치료... 이렇게 생각하니 내 인생의 앞날에 먹구름이 몰려오는 것만 같았다. 내 나이 60에 불과한데 이제 어떻게 해야 하나... 이것이 피할 수 없는 운명이란 말인가!

하늘이 너무 가혹한 시련을 준다는 생각에 절로 눈물이 쏟아졌다. 암수술의 후유증은 둘째 치고 나는 내 몸에 칼을 댄다는 사실이 끔찍하게도 싫고 두려웠다.

병원에서 검사를 받는 이 과정에서 74킬로그램이던 몸무게가 58킬로그램으로 무려 16킬로그램이나 급속하게 빠졌다. 정신적인 불안과 스트레스로 먹지도 못하고 어찌나 죽죽 체중이 빠지는지 보는 사람들마다 다들 보통 걱정하는 것이 아니었다.

내가 막상 암에 걸리고 보니 만나는 사람들마다 내게 충고와 조언을 아끼지 않았다. 암에 좋다는 음식이나 보조식품, 또는 숯가마에서 땀을 흘리면 독소가 빠진다고 권하는 사람들, 모두가 나를 위한 조언이라 생각했지만 그런 말도 귀에 들리지 않았다.

몸 보다는 마음이 더 지칠 대로 지쳐 수술 날만 기다리고 있던 내게 불현 듯 떠오르는 분이 있었다. 평소 가까이 지냈던 한의사 허정구 원장님이었다. 한의학 박사이자 동양의학의 권위자로 암 전문치료 한의원을 운영하고 계신 분인데 이제야 생각하게 되다니 내가 나를 생각해도 어이가 없었다. 아마도 암이라는 말을 듣자 경황이 없어 정신까지 빠져나갔었나 보다.

실제로 허정구 원장님은 오래 전부터 내가 개인적으로 알고 지내는 사이였는데 위암 진단을 받고 난 후 워낙 경황이 없어 가까이에 허정구 원장님이 계시다는 것을 까맣게 잊고 있었던 것이다.

평소 허원장님께서 암 검사와 진단만큼은 과학적인 면에서 현대의학을 따라갈 수가 없다며 다른 건 몰라도 암에 대한 검사와 진단은 꼭 병원에서 해야 한다고 말씀하시곤 했는데 그래서 검사와 진단을 받는 과정에서 허원장님을 미처 생각하지 못한 것이었다.

나는 수술이 예약된 대학병원을 가지 않고 달맞이한의원으로 허정구 원장님을 찾아갔다. 불안한 마음으로 대학병원 제출용의 소견서와 사진이 든 CD를 원장님께 보이고 불안한 마음으로 말씀을 기다리고 있었다.

자료를 유심히 살펴보신 허원장님은 내게 이렇게 말씀하셨다.

"암이 많이 진전돼 있네요... 병원 의사의 말대로 수술을 받으시는 것이 좋겠습니다..." 이는 암진단을 받을 때와는 또 다른 청천벽력이었다.

나는 절망하며 원장님께 울며 외치듯 말했다.

"제가 수술을 할 것 같으면 여기 오지 않았습니다. 원장님을 믿고 확신을 갖고 있기에 찾아왔습니다. 제발 저를 살려 주이소!"

내가 하소연을 하자 허원장님은 한참을 생각하시더니 원장님을 믿고 시키는 대로 하겠느냐고 하시며 나의 단호한 의지를 보셨던지 힘들지만 해보자고 하셨고

마침내 나는 원장님의 한의학적 요법과 자연치유요법에 내 운명을 맡기기로 했다.

내가 사는 강서구 대저동에서 해운대구 달맞이 고개까지는 짧지 않은 거리였다. 그러나 왕복 세 시간이 걸리는 그 거리는 내게 단숨에 닿을 정도로 가깝게만 느껴졌다. 다음 날부터 나는 한의원을 다니며 가장 기본적인 식이요법에서부터 운동요법, 해독과 면역 등 원장님의 처방대로 치료요법을 착실하게 따르기 시작했다.

달맞이 한의원의 치료요법

"음식은 소식을 하되 천천히 20번에서 30번씩 씹어 먹고 몸에 기운이 빠질 때는 문어를 꼭꼭 씹어 먹으라는 주문을 하셨다. 그렇게 해 보름 정도 지나면 몸무게가 더 빠지지 않고 다시 좋아질 것이라는 말씀에 힘이 나고 용기가 생겼다.

그렇게 원장님이 시키시는 대로 했더니 놀랍게도 하루가 멀다 하고 죽죽 빠져 58킬로가 되었던 몸무게가 올라가기 시작하더니 열흘 만에 61킬로그램으로 올라갔다.

"세상에, 이런 일이 있을 수도 있구나…"

나는 정말 신기했고 허원장님의 말씀을 더욱 신뢰할 수 있었다. 나는 이 길에 내가 살 수 있는 방법이 있다는 확신을 가졌다. 그래서 그때까지의 모든 생활습관을 바꾸고 해독과 균형, 면역, 정신건강이라는 허원장님의 암 치료 4대원칙에 따른 각종요법의 치료를 누구보다 열심히 받았다.

이렇게 해서 한 달 정도가 지나자 내 느낌, 내 생각만으로도 나는 정말 많이 건강해진 것 같았다. 그러나 몸과 정신은 이렇게 건강해졌고 새로운 자신감에 넘치고 있었지만 종양이 자라난 위의 상태에는 어떤 변화가 있는지 궁금했다.

주치의가 당장 수술하지 않으면 안 된다고 했을 만큼 위급한 상태였기 때문에 그동안 혹시 종양이 줄어들었는지 아니면 회생불능으로 더 커졌는지 두 눈으로 확인해야 나 자신의 현재 위치를 제대로 알 수 있을 것 같았다. 그리고 이 검사는 처음 내게 위암 판정을 내렸던 구포 OO병원 그 주치의가 해야만 정확하게 비교 평가해 줄 수 있을 것 같았다. 그곳에 가서 위내시경 검사만 해봐도 종양이 어떻게 변했는지 금방 알 수 있을 것이라는 생각이었다.

아침 일찍 아내와 함께 OO병원으로 가서 접수를 하고 나서 나를 불러주기만을 반나절이나 기다렸다. 그날따라 연휴를 앞두고 있어서 검진을 받으려는 환자들이 폭주하는 바람에 오래 기다려야 했던 것이다. 그런데 내 차례가 되어 의사와 마주 앉았을 때 내 상식으로는 도무지 이해할 수 없는 일이 벌어졌다. 의학박사이자 암의 권위자인 주치의는 나를 보자마자 다짜고짜 당신은 다시 검사를 해줄 수 없다고 말하는 것이 아닌가.

"무엇 때문에 다시 온 거요? 우리 병원도 최고의 검진설비를 갖추고 있는데 병원도 못 믿고 나를 못 믿는다면 뭣 하러 왔소"

자신이 당장 대학병원에 가서 수술을 하라고 했고 수술 날짜까지 예약해줬는데 못 믿어서 시키는 대로 수술은 받지 않고 어디서 엉뚱한 짓을 하다 다시 검사를 해 달라고 말하는 투였다. 그는 내 요구가 자신의 권위를 손상당했다고 생각했는지 불쾌한 얼굴로 검사 자체를 아예 해주지 않겠다는 것이었다. 그것은 의사의 입장일 수 있지만 환자인 나에게는 환자의 입장도 있다. 그래서 나는 진지하고도 정중하게 부탁하고 사정했다. 물론 수술을 받지 않고 달맞이한의원에 가서 치료를 받고 있다는 말은 일언반구도 하지 않았다.

"선생님, 제가 선생님을 못 믿어서가 아니라 이건 저라는 환자의 생명과 일생이 달린 문제입니다. 거기다 저는 한 가정의 가장으로서 많은 것을 생각하지 않을 수가 없습니다. 죄송하지만 한 번만 다시 검사를 해 주십시오."

그러나 그는 무섭게 화를 내며 말했다.

"내가 명색이 의학박사고 방송에 출연도 하는 사람이요! 나는 오진을 안했으니 당신은 내가 죽어도 다시 검사할 수 없소!"

세상에 어쩌면 이런 일이 있을 수 있다는 말인가? 설령 자신의 말을 듣지 않아 일시적으로 권위가 손상됐다고 할지라도 자신이 있다면 다시 검사를 해서 자기 말이 옳았음을 보여주면 될 것이 아닌가!

검사 결과 예전과 똑 같이 나왔다면 잘못과 오류를 인정하고 빨리 대학병원으로 가서 수술을 받으면 될 것이다. 그리고 만약 종양이 없어졌다면 환자를 축하해 주며 어떻게 해서 이렇게 됐는지 연구하고 다른 비슷한 환자들에게 적용하도록 하는 것이 참다운 의사의 자세요, 인술을 베풀라고 했던 히포크라테스의 진정한 후예가 아닌가!

그러나 그 의사는 화를 내며 나에게 나가라고 소리쳤다. 살기 위해 찾아온 환자에게 나가라고 소리치는 의사… 세상에, 이 말한 마디를 듣기 위해 아침 일찍부터 병원에 나와 반나절을 기다렸단 말인가!

세상을 살다보면 중대한 일을 앞에 두고는 그 고비에서 다시 한 번 최종적으로 점검해 보고 넘어가는 것이 실수나 실패를 막기 위한 최선의 방법이다. 그런데 나는 생사의 고비에서 내시경

한 번 다시 해달라고 부탁하는 것이다. 이러는 내가 정말 쫓겨나야 할 만큼 죽을죄를 진 것이란 말인가!

이 세상에 최고란 없는 법이다. 그가 암 분야의 권위자이고 최고라면 나 역시 내 분야에서 최고라는 말을 들은 적이 있다. 그가 텔레비전에 나오는 유명한 의사라면 오래 전 나도 텔레비전에 나온 적이 있다. 그가 지방 한 병원의 의사라면 나는 전국 단위의 자동차 판매왕에 올라 한동안 매스컴을 탄 적도 있다.

실제로 나는 30여 년 전 부산진구 부전동에서 '등불'이라는 상호의 대우자동차 대리점을 하면서 서울을 제외한 전국 5천8백 명의 영업사원 가운데 최고의 명예인 판매왕에 오르기도 했었다. 그 당시 내 별명이 '등불'이었으며 지금도 당시의 내 고객들 가운데는 내 이름 대신 등불이라는 애칭으로 불러주는 분들이 많다. 나도 나름대로 살아온 인생이 있고 연륜이 있는데 살아보려고 몸부림치는 나를 자기의 문하생 나무라듯이 내치며 쫓아내는 그 의사가 못내 야속했다. 그러나 이내 나는 마음을 바꿔먹었다.

'이 분도 나의 스승이구나…',

이 일을 반면교사 삼아 어떤 일이 있더라도 절대로 저 의사처럼 살지는 말아야겠다는 생각을 하며 나는 별 수 없이 그 병원을 나와 주례동에 있는 삼성병원으로 갔다. 그 병원에는 친구 아들이 근무하고 있어서 금방 접수가 됐다.

수술 없이 완치 판정을 받다

병원에 도착하자마자 곧바로 수면내시경 검사를 받았다. 내시경에 비친 위의 상태는 모니터를 통해 진찰실 밖에 있던 아내도 두 눈으로 똑똑히 확인할 수 있었다.

예전 종양상태가 어떻게 생겼는지 잘 알고 있는 아내는 확실히 종양의 모습이 달라져 있다고 말했다. 예전에는 종양이 선명하고 컸었는데 이번에는 종양이 마치 사스미를 뜬 것처럼, 빗자루로 쓸어낸 모습처럼 변해있더라는 것이다.

이 병원에서 나는 조직검사를 거부했다. 병원에서 으레 당연한 듯이 실시하는 조직검사가 의외의 부작용을 초래할 수 있다는 얘기를 들어서 알기 때문이었다.

암이 더 이상 진전되지 않았고 위장의 가운데부터 하단부까지 덮고 있던 종양에 이런 변화가 생겼다는 말에 나는 적지 않게 안도했다. 어쨌거나 일단 위급한 상황은 넘긴 것이다.

나는 계속 달맞이한의원에 다니면서 치료를 하고 생업에 매달렸다. 그때 갑자기 일거리가 많아져 정신없이 바쁜 시간을 보내야했다. 그런 한편으로 나는 병원이고 의사고 믿을 사람이 없다는 회의감에 시달렸다.

암환자들에게는 생명과 일생을 좌우하는 절체절명의 사건이지만 의사들은 남의 얘기라서 그런지 잘라내면 된다느니, 좋아졌다느니 아무렇지 않게 예사로 말한다. 그러다가 환자가 죽고 사는 것은 상관하지 않는다. 자기 일이 아닌 남의 일이기 때문이다.

2012년 7월5일, 나는 내 몸의 상태를 최종적으로 확인해 보기 위해 경남 양산에 있는 부산대 의대병원에 미리 예약한 후 일주일 동안 검진을 받았다. 나는 그때 만약의 경우 검진결과에 따라 수술까지 모두 받을 채비를 하고 주변을 정리했으며 업무 일체를 인수인계한 상태였다. 나는 그만큼 결연했고 비감했다.

이윽고 검진 결과가 나와 담당주치의인 외과를 찾아갔더니 외과 주치의가 이상하다는 얼굴로 말했다.

"검사 결과 환자분은 아무 것도 없습니다."

"예에"

"환자분은 저희 외과 소관이 아닙니다. 수술이 필요 없이 모두 완치됐습니다. 정 의심스러우면 내과로 가서 다시 검증해 보시죠."

위에는 종양이 없고 따라서 외과에서 수술할 필요도 이유도 없이 완치가 되었다는 말이었다. 그 말을 듣자마자 나는 그 자리에 주저앉아 펑펑 울었다. 세상에 이렇게 될 것을 그동안 마음고생을 그렇게 많이 했다니! 부산에서 최고 간다는 병원의 의사 말이니 추호의 의심할 가치도 없었다. 순간 많은 사람들의 얼굴이 주마등처럼 스쳐갔다. 당장 수술하지 않으면 안 된다고 하던 의사와 수술날짜까지 예약해 준 간호사…나를 살려달라고 허정구 원장님께 매달리던 일… 나를 믿고 따르겠느냐고 하시던 허 원장님과 한의원의 자연치유요법을 열심히 하던 일… 자기 말을 듣지 않고 수술하지 않았다고 화를 벌컥 내던 의사의 모습… 그래도 일말의 의구심까지 다 씻어버리기 위해 내과를 찾아갔다. 그곳에서 두어 시간 동안 기다렸더니 내과 담당의가 말했다.

"암이 없어졌고 혹시라도 있는지는 저도 자신을 못하겠습니다. 원하신다면 레이저 빔으로 종양이 사라진 부분을 긁어내 드릴까요"

"아닙니다, 선생님. 종양이 사라졌다는데 굳이 그러실 필요 있겠습니까"

나는 암의 수렁에서 완벽하게 벗어난 것이었다.

그날 나는 하늘을 날 것 같은 가벼운 마음으로 집에 돌아왔다. 세상이 그렇게 아름답게 보일 수가 없었다. 그리고 이튿날 허정구 원장님을 만나 다시 손을 잡고 펑펑 울었다.

지금 내 몸무게는 75킬로그램. 모든 것이 정상이며 최상의 컨디션 속에서 하루하루를 즐겁게 생활하고 있다. 물론 허정구 원장님이 시키신 대로 그동안의 생활습관을 모두 바꾸고 매사를 긍정적으로 생각하며 산에도 다니는 등 예전과 180도로 모든 것이 달라졌다.

만약 그때 내가 수술을 받고 항암치료와 방사선 치료를 받았더라면 어떻게 되었을까? 생각만 해도 끔찍하기만 하다. 그래서 달맞이한의원의 허정구 원장님을 나는 잊을 수가 없다. 원장님은 내게 이렇게 말씀하셨다.

"홍형은 이제 새롭게 태어났습니다. 앞으로의 인생은 보너스라고 생각하고 남에게 베풀면서 열심히 사십시오."

그렇다. 인생이란 100년이란 세월을 렌탈해서 사는 것이다. 살아오면서 지혜를 얻었으면 나눠야 한다. 이 세상에 온전히 내 것이란 없다. 이것이 완치 판정을 받고 펑펑 흘린 눈물의 의미일 것이다.

지금까지 나는 내가 경험했던 모든 일들을 한 점 부끄러움이 없이 진실되게 얘기했다. 지난 고통의 날들이 어찌나 생생하던지 날짜까지 모두 낱낱이 기억하고 있다. 돌아보면 나에게 가장 큰 힘이 되었던 것은 자신감과 믿음이었다.

나는 허정구 원장님을 믿었다. 내 목숨이 달려있는 문제이기 때문에 믿음과 확신이 없었다면 내 병은 그렇게 낫지 않았을 것이다.

부족한 내 경험이 나와 비슷한 암으로 고통 받고 있는 분들의 치료에 작은 등불이 되어 줄 수 있기를 진심으로 기원하고 빈다.

2. 전문가에게 길을 묻다
항암치료인가 자연치유요법인가

- 김 한 수

나를 불쑥 찾아온 불청객, 암

"분명 암입니다. 부신과 임파, 신장 쪽이 좋지 않고 폐와 간으로 전이가 된 것 같습니다…"

의사의 말을 듣고 난 허허… 웃었다. 아무리 생각해도 내가 암에 걸렸다니 헛웃음밖에 나오지 않았다. 도대체 이 암이란 놈은 어디서 이렇게 허락도 예고도 없이 나를 찾아와 있었단 말인가!

내 나이 67세. 나는 나이에 비해 누구보다도 건강에 자신이 있었고 실제로 건강한 삶을 살아왔다고 자신하고 있었다. 나는 평소 도시생활을 싫어하고 지리산 천왕봉에서 남쪽으로 뻗어 내려오다 크게 치솟은 경남 사천시 곤명면에 자리 잡은 지리산의 주산이자 시립공원인 봉명산 아래 천년고찰 다솔사 앞에서 '동촌산방'이라는 이름으로 도예와 서각을 하고 차와 명상을 즐기며 누구보다도 자연친화적인 삶을 살아왔다.

차를 너무 좋아한 나머지 동호인들과 '사천 다인회'를 결성해

운영해 왔으며 죽봉을 이용한 운동법을 개발해 운동도 열심히 해서 젊은이 못지않게 건강하고 튼튼한 체력을 유지해 왔다. 또 도예는 가마를 설치해 놓고 도자기를 빚었으며 나무에 글을 새기는 서각(書刻)도 계속 작품 활동을 해왔다.

이렇게 사천이 수려하고 공기 좋은 곳에서 취미활동과 운동을 하며 살아온 나였으니 암에 걸렸다는 소식과 그것도 온몸 곳곳에 암이 전이되어 있다는 말을 믿을 수가 없었고 전혀 실감이 나지 않았다.

내 몸에 이상이 있다는 것을 알게 된 것은 부산 중구 메리놀병원에서 건강검진을 받으면서부터였다. 검사 결과 의사는 위장에 선종(腺腫)이 있으니 제거했으면 좋겠다는 의견을 제시했다. 선종은 양성종양으로 암이라고 할 수는 없으나 분명 건강한 세포와 다른 덩이 모양의 괴상(塊狀)으로 암으로 발전할 가능성이 많은 종양을 말한다. 그 말을 듣고도 나는 그다지 놀라지 않았다. 선종쯤이야 그냥 제거하면 될 것이라는 단순한 생각으로 아무렇지 않게 받아들였다. 나는 성격이 단순하고 낙천적이라서 어떤 일도 복잡하게 따지거나 어려운 일이 닥쳐도 비관적으로 생각하지 않는 편이다. 옛 속담처럼 그런다고 해서 '나무 양푼이 쇠 양푼은 되지 않기때문'이다.

내 주변에는 암에 관한 전문가들이 많다. 친동생이 큰 병원에서 암환자들을 상담하는 업무파트의 책임자이며 사돈은 개업의로 고신대 의료원의 암 판독 자문기관에서 암 치료를 자문하는 관련분야 박사다.

이들에게 메리놀 병원의 검진 결과를 말했더니 그렇다면 암 전문병원으로 가서 수술을 받는 편이 좋겠다는 의견을 제시했다. 그래서 나는 복음병원으로 가서 검진 자료를 보여주고 재검사를 받은 후 내시경으로 선종 제거수술을 받았다.

그런데 수술 후 결과를 살펴보기 위해 CT를 찍어보니 의외의 상황이 전개되었다. 생각지도 않게 부신과 간 쪽에서 암이 발견된 것이었다.

나는 물론 사람들은 모두 깜짝 놀랐다. 그저 단순하게 위장에 생긴 선종인 줄로만 알고 가볍게 생각했는데 다른 부위에서 암이 발견되다니! 나는 이 사실을 인정하기가 어려웠다. 그동안 내가 살아온 삶이 암에 걸릴만한 환경이나 생활이 아니었기 때문에 놀라움은 더 컸다.

"아니야! 아닐 거야! 틀림없이 오진일 거야!"

하도 어이가 없어 아닐 거라고 나 자신을 자위했지만 현실이었다. 전신 PET-CT를 찍어 보니 암이 폐와 간으로 전이가 된 것은 물론 부신과 임파, 신장 쪽도 예후가 좋지 않다는 판정이 나왔다.

나는 부끄러워 남에게 암에 걸렸다는 말조차 꺼낼 수가 없었다. 아내와 아들딸 등 가족도 어찌나 충격이 컸든지 믿을 수 없어 하면서도 큰 슬픔에 잠겼다.

나를 절망하게 만든 보다 큰 문제는 암이 곳곳에 전이가 돼서 사실상 수술 자체가 어렵다는 것이었다. 무엇보다 암이 어디에서 발생해 주변으로 전이됐는지에 대한 판단도 명확하게 서지 않았다. 병원 측에서는 단지 부신 쪽에서 전이된 것 같으니 다시 한 번 검사해 보면 좋겠다는 의견을 제시했다.

그 말에 나는 그런가 보다 하고 생각했다. 어차피 암이 발생한 것은 명백한 사실인데 어디서 발생했는가 하는 것은 내게 중요하지 않다는 생각뿐이었다.

"검사를 할 바에야 서울로 갑시다!"

가족의 강력한 권유에 따라 4월 8일 서울 삼성병원으로 찾아갔다. 그리고 그동안의 검사와 수술 차트, 슬라이드 등 모든 자료를 전달하고 4월 28일 다시 찾아가 그 결과를 통보받기로 했다.

항암치료를 권유하는 병원과 자연치유 요법을 맹렬히 반대하는 가족, 그 사이에 나는 어차피 병원에서는 수술도 못할 바에야 항암치료를 하라고 할 것인데 항암치료 대신 자연치유 요법으로 치료를 해보겠다는 생각에서 그 방법을 알아보고 있었다. 평소 항암치료보다는 자연치유를 해야 한다는 것이 내 소신이었는데 내가 막상 이 문제를 놓고 고민하게 될 줄은 꿈에도 생각하지 못했던 일이었다. 문제는 어느 곳에 가서 어떤 방법으로 내가 원하고 흡족할만한 자연치유를 하느냐는 것이었다. 물론 최악의 경우 항암치료의 가능성도 무시할 수가 없었다.

그렇게 이 문제로 고민하던 중에 지인의 소개로 알게 된 곳이 바로 달맞이 한의원 이었다. 그 지인 역시 암환자인 데다가 이곳에서 자연치유로 효과를 본 분이었기 때문에 나는 자세한 얘기를 듣자마자 오래 생각하지도 않고 당장 입소해서 치료를 받아보기로 결심했다.

내가 삼성병원의 결과도 알기 전에 자연치유를 하겠다고 하자 가족은 역시 맹렬하게 반대하고 나섰다. 설령 자연치유 요법으로 치료를 받더라도 삼성병원의 얘기를 들어보고 결정도 그때 하자며 너무 성급하다는 것이었다. 그러나 내 생각은 달랐다. 설령 그렇다 하더라도 자연치유 요법을 찾고자 하는 것은 내 살아온 철학과 방식의 연장선상에 있었다.

가족과 함께 달맞이한의원을 찾아가 숙소를 둘러보고 입소해서 요양 중인 환자들과 얘기를 나눴다. 우선 탁 트인 바다가 한눈에 내려다보이고 공기가 너무 맑았으며 편백나무로 단장된 숙소가 호텔보다 더 훌륭하고 마음에 들었다. 요양 중인 환자들 의 마인드도 나와 비슷해 힘이 되었다.

4월 9일 입소하자마자 치료를 받기 시작했다. 아침 일찍 일어나 지장수를 떠놓고 좌정하고 앉아 생명수를 만들어 마셨다. 그리고 가벼운 운동과 바닷가 소나무 숲을 산책하고 허정구 원장님으로부터 각종 한방요법과 자연치유 요법에 따른 치료를 받기 시작했다. 한의원에서 시키는 대로 식습관도 바꾸고 각종 해독요법을 하고 나면 몸이 날아갈 듯 가벼웠고 병이 절로 나아가는 듯한 느낌에 하루하루가 즐거웠다. 한의원이라기 보다 바다가 보이는 고급호텔에 머물며 휴양을 하는 그런 느낌이었다.

약속된 4월 28일을 앞두고 그 전날 오후 나는 아내와 아들딸, 사위 등 대식구와 함께 유성온천으로 가서 온천을 하며 즐거운 시간을 보냈다. 비록 내가 암에 걸렸고 내일 어떤 결과가 나올지 모르지만 사랑하는 가족이 모두 모여 이렇게 즐거운 시간을 보낸다는 것은 내게 세상에 둘도 없는 행복이었다. 슬픔도 있고 기쁨도 있는 게 우리네 인생이 아닌가!

이튿날 서울 삼성병원을 찾아가니 의사는 검사결과를 담담한 눈으로 말했다. 자신들의 생각으로도 암의 발생부위는 복음병원과 다르지 않다고 했다. 단, 처음 암이 발생한 부위는 부신과 폐, 간으로 볼 수 있는데 자기들은 폐에서 온 것으로 생각한다며 항암치료를 받아보자고 권했다.

항암치료… 그 말이 나올 줄은 이미 예상하고 있었기 때문에 나는 조금도 놀라지 않았다. 그리고 암이 벌써 부신과 임파 등에 전이된 상태에서 암이 처음 발생한 정확한 부위도 모르고 항암치료를 한들 무슨 효과가 있겠느냐는 생각이 들었다.

병원을 나와 나는 가족에게 이미 결심한대로 항암치료를 받지 않고 자연치유로 가겠다고 말했다. 사실 자연치유 요법으로 이미 마음을 굳힌 나에게는 삼성병원에 판독결과를 들으러 오는 것 자체가 무의미했지만 내 분신이나 다름없는 가족의 성화와 성의를 외면할 수 없어 온 것에 불과했다.

자연치료요법을 선택한 3명의 전문가

그러나 내 결정을 가족은 받아들이기가 어려웠다. 모두가 삼성병원의 의견을 받아들여 항암치료를 하자는 것이었다. 나는 가족을 모아놓고 진지하게 말했다.

"그렇다고 한들 나무 양푼이 쇠 양푼은 되지 않는 법이다. 내 운명은 이미 정해져 있는데 생명연장을 위해 항암치료를 받아 내 육신을 괴롭혀 가며 투병하고 싶은 생각은 전혀 없다. 고무줄도 늘어날 만큼 늘어나면 끊어지는 법이다."

그러나 가족은 내 성격이 너무 낙천적이라서 그렇다며 수긍을 하지 못하고 이 검사결과를 놓고 전문가인 동생, 사돈과 회의를 하자고 제의했다. 나는 가족의 평화를 위해 이 제안을 두말없이 받아들였다.

그날 저녁 부산으로 내려와 동생 등이 참석한 가운데 우리는 가족회의를 열었다. 과연 항암치료를 할 것인가? 자연치유 요법으로 갈 것인가. 우리는 이 회의 결과가 어떻게 나오든지 서로 일말의 기대와 미련을 모두 버리고 완벽하게 수용하자는 데에 의견일치를 보았다.

지금까지의 검사 결과를 토대로 부산의 큰 병원에서 암환자를 상담하고 있는 동생이 권한 것은 결국 항암치료 대신 자연치유 요법이었다. 그리고 회의에 오기 전에 자신과 절친한 그 병원 암 전문의에게 내 상황을 얘기하고 자문을 구했더니 그 역시 자연치유 요법에 한 표를 던지더라고 했다. 그런가 하면 고신대의료원 암 판독 자문위원으로 암 분야 의학박사인 사돈 역시 예상과는 달리 자연치유 요법을 권했다. 이로서 삼성의료원 의사를 빼고 네 명 중 세 명이 항암치료 대신 자연치유 요법을 권했으며 달맞이한의원 허정구 원장님까지 포함하면 다섯 명의 전문가 중 네 명이 자연치유 요법을 권한 것이다.

이로서 주사위는 던져졌다. 가족도 더 이상 아무런 이의를 제기하지 않았다. 아니 이제는 자연치유 요법의 적극적인 옹호자이자 지원자가 된 것이다. 가족이 이렇게 나오자 내 마음도 더없이 편안해졌다. 사실 마음의 평안이 곧 건강의 지름길이다. 누구에게나 생명이란 소중한 것이며 특히 내 몸은 조상으로부터 물려받은 것이니 소홀히 해서는 안 된다.

하지만 수명을 연장하기 위해 수단과 방법을 가리지 않고 오래 누리겠다고 하는 것은 추하게 보일 수도 있다고 생각한다. 그렇다고 항암치료가 모두 나쁘다는 것은 아니며 상태에 따라 유용하고 효과적일 수도 있을 것이다.

한의원에서 계속 치료를 받고 혈액검사를 해보니 모든 수치가 양호하게 나타났다. 피가 깨끗하고 좋으면 면역력이 강해지고 이것은 한의원의 면역치료가 효과를 나타내고 있다는 반증이다.

사람들 가운데는 더러 한 달 여 동안 한의원에서 치료를 받았으니 어떻게 달라졌을지 궁금하다며 이제 암 전문병원이나 대학병원에 가서 암 검사를 다시 해보면 어떻겠느냐고 묻기도 하는데 나는 일언지하에 거절했다.

내가 택한 자연치유의 길, 나는 내 건강이 좋아졌을 거라고 생각하고 있고 이에 대한 분명한 확신을 갖고 있다. 나는 한의원에 와서 많은 것을 배웠고 의식 또한 많이 달라졌기 때문에 인생의 마지막 날까지 이대로 가고 싶다. 내게 주어진 목숨과 운명이 언제까지 이어질지 모르지만 지금까지 그래왔던 것처럼 아무런 생각 없이 뚜벅뚜벅 나의 길을 걸어갈 것이다.

사랑하는 가족에게 예전에 못했던 부분들, 더 잘할 수 없었던 일들, 이제 와서 그 시절을 되돌릴 수는 없지만 늦게라도 갚는다고 생각하고 더 배려하며 살려고 한다.

친구와 주변사람들에게도 서운함을 주고받은 일들 다 잊어버리고 고마움도 준 것은 다 잊어버리되 받은 것은 잊지 않고 내가슴 속에 다 넣고 다니며 갚아가며 살려고 한다. 그런 의미에서 내가 암에 걸린 것과 자연치유의 길로 들어선 것, 암에 걸리고 나서 만나게 된 사람들과 달맞이한의원 허정구 원장님, 이 모두가 내게는 큰 스승들이다.

이제 심산유곡으로 들어가 내 한 몸을 맡기고 자연과 더 깊은 인연을 맺고자 한다. 그리고 계속 달맞이한의원 허정구 원장님의 자문과 조언을 듣고 가끔 한의원에 들러 건강도 체크하면서 힘들게 살아가시는 분들과 만나 위로하고 격려하며 살아갈 수 있으면 고맙겠다.

3. 수술도 못할 전이된 세포

- 오 영 란

위와 식도에 전이된 암

수술 자체가 의미 없다는 절망의 선고를 받다. 병마는 아무런 예고도 없이 부지불식간에 찾아오나 보다. 남편이 갑자기 작년 말 하순경부터 속이 더부룩하고 소화가 잘 안 된다고 하기에 우리가 사는 부산 금정구 남산동의 동네 내과에 가서 검진을 받았다. 동네 내과지만 규모도 크고 병을 잘 고친다고 소문 나 꽤 유명한 의원이었다.

그때까지만 해도 나이가 50대 초반인 남편은 음식을 먹으면 소화가 잘 안 되곤 해서 소화제를 종종 먹긴 했었지만 그 외에 별다른 이상을 느끼지 않고 살만큼 비교적 건강한 편이었다.

내과의사는 위 내시경을 해보더니 심각한 얼굴로 조심스럽게 말했다.

"큰 병원으로 가서 정밀검사를 해보셔야겠습니다. 위암이 의심됩니다…"

"예에? 위암요…"

우리 부부는 깜짝 놀랐다. 위암이라니? 그럼 남편이 소화가 잘 안 된다며 소화제를 먹곤 한 것도 위암 때문이었을까. 우리는 설마 하면서도 믿어지지 않아 놀라면서도 그다지 큰 걱정을 하지 않았다. 2년 전 건강검진을 했을 때도 아무런 이상이 없고 건강했던 남편이었다. 그러니 설령 위암에 걸렸다고 할지라도 초기일 것이라고 믿었다. 요즘은 위암도 초기에 발견만 하면 100% 치료가 된다는 얘기를 많이 들었기 때문이다. 거기다 먼 친척 할머니 한 분은 20여 년 전에 암으로 위장의 3분의 2 정도를 절제하는 수술을 하셨는데 다들 얼마 살지 못하고 곧 돌아가실 것이라고 했지만 지금까지도 아무렇지 않다는 듯이 정정하게 활동하고 계신다.

나는 별일 없을 거라고 남편을 위로했다. 그리고 이왕 수술을 해야 한다면 서울에 있는 큰 병원에서 하자며 분당 서울대병원으로 갔다.

병원에서 MRI와 CT를 찍고 정밀검사를 한 결과 가볍게 생각했던 위암은 놀랍게도 위의 위쪽과 중간, 아래쪽, 위와 식도가 닿아 있는 부위까지 퍼져있었다. 뿐만 아니라 전신 PET-CT를 찍어 판독해 보니 위장 뒤쪽 부위마저도 마치 소금을 뿌려놓은 것처럼 암이 하얗게 보이는 것이 아닌가.

"위장만 보면 완전 절제를 해야 하지만 위장 근처에 아주 작은 암세포가 퍼져 있어서 수술을 한다는 것 자체가 의미 없습니다. 절제수술도 위장 뒷부분에 생긴 암을 모두 없애야만 가능합니다.”

의사의 말은 우리 부부에게 청천벽력이 따로 없었다. 세상의
그 무엇보다도 더 큰 절망이 몰려와 눈앞이 온통 캄캄하기만 했
다. 암에 걸린 것은 둘째 치고 수술 조차도 할 수 없다니… 도대
체 이젠 어떡하란 말인가.

“항암치료밖에 없습니다. 항암제를 찾아봅시다!”

그러나 표적 항암제를 사용하기 위해서는 Her2 항체가 있
어야 하는데 이것도 없어 어렵다는 얘기가 돌아왔다. 그러자
의사는 우리 부부를 불러 독일 제약회사에서 개발한 신약인
GDC0068로 임상을 해보는 것이 어떻겠느냐고 물어왔다. 그날
이후 우리 부부는 며칠 동안 정말 많이 고민했다. 하지만 이 약
은 가장 최근에 개발된 신약이기 때문에 그 만큼 효과도 좋을
것이라는 긍정적인 마인드로 받아들이자고 결정했다. 그 외에는
방법이 없었기 때문이다. 정말 지푸라기라도 잡는 심정이었다.

그 약도 아직 국내에 없어서 독일로부터 들어오기를 기다려
일주일 후 약이 도착하 자 1차 항암을 하고 부산으로 내려왔다.

그러나 왠지 이 방법만으로 우리 부부는 마음이 놓이지 않았
다. 무엇보다 약을 먹으면 속이 울렁거리고 금방이라도 토할 것
같이 힘들어 했다. 이대로는 도저히 안 될 것 같아 우리 부부는
다른 방법을 찾기 시작했다.

허정구 원장님과의 운명적 만남

남편이 수술조차도 할 수 없는 위암에 걸렸다는 사실을 알게 된 친지와 지인들은 다투어 찾아오거나 전화로 각종 치료법과 이름난 병원들을 소개했다. 하지만 그 중에서 가장 귀가 솔깃해지면서 믿음이 가는 곳이 면역치료를 중점으로 하는 암 치료 전문의원이라는 달맞이한의원이었던 것이다.

이상하게도 이곳을 가면 잘 될 것 같았고 마음속으로는 벌써 천군만마를 얻은 듯한 그런 느낌이 들었다. 정말 왜 그랬는지 모른다. 아마 인연이 되려고 그랬는지도 모를 일이다.

알 수 없는 묘한 기대를 안고 허정구 원장님과 마주 앉았다. 원장님은 우리가 갖고 간 자료를 꼼꼼히 살펴보시더니 남편에게 이것저것을 물어보셨다. 남의 말을 듣기보다 자기 말을 들어주길 원하는 다소 완고한 성격의 남편 말을 듣더니 원장님이 말씀하셨다.

"미안하지만 지금 그런 마인드를 갖고는 절대 병이 낫지 않습니다!"

그 말을 듣는 순간 갑자기 내 가슴이 뻥 뚫리는 것 같았다. 남편이 수술을 못할 상태로 위암이 심각하다는 말을 들은 후부터 내 마음 고생은 말도 못하게 컸다.

마치 내가 잘못해서 남편이 그렇게 않았을까 하고 은근히 큰 스트레스를 받으며 꽉 막힌 가슴으로 살아왔다. 그런데 원장님은 남편의 워낙 급하고 뭐든 완벽을 요구하는 성격과 생활습관을 지적하며 먼저 그 부분부터 고쳐야 병이 나을 수가 있다고 말씀하시는 것이 아닌가. 그 말에 공감한 나는 한참 후 원장님에게 이렇게 말했다.

"원장님, 우리에게 의료 상담만이 아니라 인생 상담도 좀 해주세요!"

그 자리에서 원장님은 어느 치료방법이 좋다고 고집할 것이 아니라 양방과 한방, 자연치유 요법을 융합적으로 응용해 치료하자고 말씀하셨다. 이것은 원장님의 평소 지론으로 이렇게 해야만 증상과 상태에 따라 더 효과가 클 때가 있다고 하셨다. 나는 이 말씀에도 큰 감명을 받았다. 양방과 한방은 대개 서로 자신의 방법이 최고라고 주장하는데 허정구 원장님은 달랐다.

양방과 한방, 자연치유 요법을 따지지 않고 어떻게 하든 최선의 치료방법을 도출해서 환자를 최대한 빨리 낫게 하는 것이 중요하다는 말씀에서 진정으로 환자 입장에서 환자를 생각해 치료하는 분이라는 것을 느낄 수 있었기 때문이다. 이렇게 말하는 분도 많지 않다.

남편은 달맞이한의원에서 본격적인 치료를 받기 시작했다. 허정구 원장님의 말씀처럼 남편도 한의원 치료를 받으면서도 항암치료 역시 빠뜨리지 않았다.

항암제를 먹으면서 한의원의 프로그램에 따라 일주일에 사흘

씩 한의원으로 가서 해독요법을 실시하고 식이요법, 면역요법을 열심히 하고 적당한 운동으로 체력을 강화시켜 나갔다.

한의원 치료를 받으면서부터 곧바로 몸에 변화가 일어났다. 그리고 물론 마음에서 도 변화가 있었다. 그동안 암에 걸렸다는 생각을 떨칠 수가 없어서 우리 부부의 얼굴에는 걱정과 근심이 떠나지 않았다. 하지만 한의원의 치료를 받으면서부터는 웃을 수가 있었다. 어떤 치료방법이 효과를 나타냈는지는 꼬집어 말할 수 없지만 이것은 한의원의 한방과 자연치유 요법의 효과라고 자신있게 말할 수 있다.

항암제를 복용하면서 속이 답답하고 구토증을 호소하며 입맛이 없는 데다 소화가 안 돼 음식을 잘못 먹던 남편은 음식을 잘 먹고 위가 편하며 소화가 잘 됐고 무엇보다도 밤에 잠을 깊이 잘 수가 있어서 좋다고 행복해 했다.

또한 연한 커피색을 띠던 대변의 색깔도 황금색으로 변했고 170센티미터의 키에 70킬로그램이었던 체중은 63, 4킬로그램까지 빠졌지만 그리 심한 체중의 변화가 아니기 때문에 그나마 다행이라고 생각한다.

나는 정말 행복하고 기뻤다. 달맞이한의원의 치료를 받으면서부터 눈에 띠게 달라 진 남편의 모습을 보면서 남편의 위암이 머잖아 반드시 좋아질 것 같은 확신과 희망을 가졌다. 허정구 원장님이 처음 지적하셨던 남편의 마인드가 달라진 것이다.

남편뿐만 아니라 나도 달라졌다. 식습관과 생활습관이 변한것이다. 무엇보다 먹을거리에 대한 인식이 변하면서 식탁과 조리 방법 자체가 예전과 180도로 변했다. 좋아하던 육식은 일체 끊고 콩고기로 육식을 대신했으며 생선을 조리할 때도 굽거나 프라이팬에 기름으로 튀기지 않고 찌거나 에어 프라이팬으로 조리했다.

된장과 고추장, 간장은 물론 채소류와 콩 등도 시골 시댁에서 직접 농사지은 유기농에 화학첨가물이 일체 들어있지 않은 식재료만 사용하기 시작했다. 남편을 따라 덩달아서 나도 생활이 규칙적이 되고 운동까지 열심히 하게 되니 모든 것이 즐겁기만 했다.

항암치료를 위해 중간 중간 서울대 병원으로 가서 그동안의 변화를 검사하거나 또 검사결과를 알기 위해 올라가는 날이면 우리 부부는 약간 긴장을 하면서도 좋은 결과를 기대하면서 즐거운 마음으로 기분 좋게 가서 기분 좋게 내려오곤 했다.

줄어든 암에 삶의 희망을 싣고

이윽고 4월 3일, 5차 항암치료를 받으러 서울대 병원으로 갔더니 4차 항암 후 찍은 내시경 검사결과를 본 의사서생님이 깜짝 놀란 얼굴로 말했다.

"야, 대단합니다! 위에 있는 암 세포가 반 이상 줄었습니다!

"정말입니까?"

"예! 여길 보십시오. 정말 짧은 시간에 기적 같은 일이 일어났군요!"

의사가 보여주는 모니터 스크린을 보니 그 말은 사실이었다. 위의 식도 접목부와 상중하에 번져있던 암의 형태가 현저하게 줄어들어 있었다. 기뻐 어쩔 줄을 모르는 우리 부부에게 의사는 흡족한 얼굴로 말했다.

"이 신약이 환자분에게 잘 듣는 것 같아요… 희망을 가지십시오."

우리는 의사선생님에게 한의원에서 치료받고 있다는 사실을 말하지 않았다. 병원의 주치의들은 대개 자신의 처방 외에 다른 방법을 싫어하기 때문이다.

4월 17일, 5차 항암치료를 끝내고 그동안의 결과를 알기 위해 다시 분당 서울대병원을 찾았다. 그때 의사선생님은 내시경 검사를 하더니 더 놀란 표정으로 외쳤다.

"암이 대폭 줄었습니다!"

암 세포가 절반 이상 줄어든 것에서 또 대폭 줄었다니, 이보다 즐거운 소식이 어디 있으랴? 의사는 흥분된 얼굴로 말했다.

"위장이 이 정도라면 위장 뒤쪽에 소금을 뿌린 것처럼 전이된 암 세포도 틀림없이 많이 좋아졌을 겁니다."

그 말을 들은 우리 부부는 행복했고 나는 마음속으로 그동안 치료해 주신 모든 분들께 '아, 감사합니다…' 하는 말만 수없이 되뇌었다.

의사선생님은 놀라면서 남편의 속이 편하고 항암제 복용에 따른 부작용이 없다는 것을 확인하고는 아침 식후에 먹는 소화를 돕고 속이 울렁거리는 것을 막는 알약을 안 먹어도 되겠다고 했다. 환자의 입장에서는 몸의 상태가 좋아져 항암제에서 이렇게 약 하나 만을 빼주는 것도 얼마나 기쁜지 모른다. 지금처럼 순조롭게 8차까지의 항암치료가 모두 끝나 CT 등을 찍어보면 의사선생님의 말씀처럼 암 세포가 더 없어지고 완치까지 기대해도 좋을 것 같았다.

부산에 내려온 우리 부부는 과일과 과자를 몽땅 사들고 한의원을 찾았다. 한의원에 대한 장난기 많은 우리 부부의 감사표시였다. 나중에 더 나은 감사인사를 할 생각이다.

나는 앞으로도 세상을 살면서 우리 부부를 변화시킨 달맞이 한의원 허정구 원장님을 정신적 지주로 삼고 싶다. 그리고 그동안 남편을 뒷바라지 하면서 조금이라도 소홀 한 것은 없었는지 되돌아본다. 그리고 또 다짐한다. 반드시 내 남편을 제 자리에 앉혀놓을 것이라고. 그리고 남편 못지않게 나 자신의 건강도 중요하다는 것을 깨닫게 되었다. 그래서 미처 신경을 쓰지 못한 내 건강을 지키기 위해 자연치유 요법에 더 관심을 갖고 열심히 공부할 각오로 있다.

허정구 원장님께 다시 한 번 감사드린다.

4. 대장암 3기,
암 치료도 즐거웠습니다

- 김 산

내시경 검사 후 종양발견

뜻밖에 찾아온 대장암 3기 직장의 절단과 고통스런 재수술

"대장암입니다. 진행 상태로 봐서 3기쯤 됩니다."

병원의 선고를 받고 나는 드디어 나한테도 올 것이 왔구나, 하는 생각밖에 들지 않아 담담하기만 했다. 그런 나를 오히려 착잡한 얼굴로 위로한 것은 의사 선생님 이었다.

"너무 놀라지 마십시오, 우울해 하거나 고민하지 말고 마음을 굳게 먹으십시오."

내가 충격을 받을까봐 의사선생님은 조심스럽게 말했다.

하지만 나는 크게 놀라지 않았다. 이것이 운명이라면 나는 겸허히 받아들여야 하는 것이 아닌가. 또 이 병도 내가 만든 것이니 누구를 원망하고 신세를 한탄한들 무슨 수용이 있겠는가.

부산에서 중장비 부품 제조업을 하는 60대 초반의 나는 사업

상 손님을 접대할 일이 많았고 불규칙한 식생활에 유난히 돼지고기와 오리고기를 좋아해서 육식을 하는 일이 많았다. 이렇게 긴 세월을 살아오다 보니 자연 몸은 엉망이 되었다.

160센티미터의 키에 몸무게가 77킬로그램에서 78킬로그램이나 됐고 배는 툭 튀어 나와 산 위에서 굴리면 데굴데굴 굴러갈 정도였다. 이런 몸으로 건강하길 바라는 것도 무리라는 것을 나는 알고 있었고 언젠가는 문제가 생길 것이라는 예감을 갖고 살았다. 그러나 시간이 없어 바쁜 데다 어떻게 해야 좋을지를 몰라 그럭저럭 살아오다가 대장암 3기라는 예고된 손님을 맞게 된 것이었다.

암은 내 몸속에서 발병하자마자 빠른 속도로 자라기 시작했다. 몸속의 환경이 암이 자라기 좋은 환경인데다 그들이 좋아하는 먹이를 계속해서 포식을 했기 때문에 더 빨리 자랐을지도 모를 일이다.

그동안 건강검진을 받아도 아무런 이상이 없었던 나는 건강검진 통보서를 받아보니 대장 검사를 받아야 할 대상자로 표기되어 있었다. 그래서 12월 중순경 부산 사상구에 있는 센텀병원으로 가서 검사를 해보았더니 결과는 양성이라는 판정이 나왔다.

설마 무슨 일이 있으려니 하면서도 나는 그 길로 가야 백병원으로 가서 내장 내시경 검사를 받았다. 그랬더니 직장에 엄

지손가락 절반 크기의 종양이 발견되었고 조직검사를 하고 일주일 후 다시 찾아가니 의사선생님은 의심할 여지없이 암이라고 말했다.

그동안의 모든 검사자료를 들고 나는 고신대 의대병원을 찾았다. 대장암 3기라는 최종 진단은 여기서 받았다. 나는 이 선고를 담담하게 받아들였지만 가족은 달랐다. 조마 조마하며 지켜보던 가족은 깜짝 놀라 걱정이 이만저만이 아니었다.

병원에서는 일단 종양을 떼어내 조직검사를 해보고 뿌리가 있는지 없는지 알아보자고 했다. 결과 암 뿌리가 깊었다. 그래서 직장을 절단한 것이었다.

직장을 절단하고 나서 사흘 만에 물을 먹으라고 해서 갈증을 참다가 물을 먹었더니 꿰멘 자리가 새면서 극심한 통증이 찾아오기 시작했다. 어찌나 아프고 고통스러운지 도무지 견딜 수가 없었다.

이런 나 때문에 병원에는 비상이 걸렸고 결국 재수술을 했으며 배에 장루(腸瘻)를 달았다. 음식 잔류물이 대장으로 내려가지 않도록 관을 꽂고 주머니를 달아 밖으로 빼낸 것이다.

직장을 절단한지 3일 만에 재수술을 하고 장루를 3개월이나 달고 있어야 했으니 얼마나 힘들었는지 모른다. 그러나 누구를 원망할 것인가. 모두 나로 인해 생긴 병이고 내 잘못인 것을… 정말 힘든 시간들이었다. 그러나 진짜 어려움은 이제부터였다.

3개월 만에 장루를 제거하고 복원수술을 하고 나니 음식 잔류물이 대장으로 내려가기 시작했다. 그러나 처음 사흘 동안은 밖으로 안 나오다가 본격적으로 나오기 시작하는데 어찌나 자주 나오는지 화장실 문턱이 닳을 정도였다. 하루 화장실을 오가는 회수가 최고 20여 번에 달했다. 직장을 잘라냈기 때문에 음식 잔류물을 저장할 수 있는 공간이 작아진데다 두 번에 걸친 수술로 장이 예민해져서 금방금방 변의가 느껴지곤 했다.

항암치료를 할 것인가 자연치유 요법을 할 것인가

수술이 끝나자 병원에서는 항암치료를 권유했다.
"6회 정도 항암을 맞으셔야 합니다."
하지만 나는 금방 대답하지 않았다.
"저에게 생각할 시간을 주십시오."
사실 평소 나는 암 수술 환자들에게 필수적으로 수반되는 항암치료의 부작용에 대해 많은 사람들의 얘기를 들었고 또 책과 기타 매체를 통해 접한 것들도 적지 않아서 선뜻 마음이 내키지 않았다.
내가 활동하고 있는 봉침회의 한 회원은 암 수술 후 6회째 항암치료를 하다가 결국 자연치유 요법으로 돌아서서 투병하다가 완치된 사람도 있다. "어떤 일이 있더라도 항암은 맞지 마라!" 내 주변 사람들은 대부분 이렇게 말했지만 병원의 첨단 현대의학을 믿고 있는 가족의 생각은 달랐다. 아니 항암치료를 어서 받으라고 그야말로 난리였다. 그래도 믿을 것은 병원뿐이라는 것이었다.

나는 많이 고민스러웠다. 어쨌거나 환자는 나 자신이며 최종 선택도 내가 해야 했다. 과연 항암치료를 받을 것인가, 말 것인가.

체질적으로 나는 항생제 주사만 맞아도 속이 메스껍고 어지러워 거부감이 큰데 그보다 몇 배 더 독하다는 항암제 주사를 어떻게 맞을 것인가. 나는 고민하고 고민하다가 의사선생님에게 물었다.

"항암제는 꼭 주사로 맞아야 합니까? 약으로 먹으면 안 될까요"

"가능합니다. 알약도 있습니다. 단 20일을 먹고 열흘 쉬고, 3개월은 드셔야 합니다."

20일을 먹고 열흘을 쉬는 것은 그만큼 약의 후유증이 크기 때문이라고 했다. 그렇다고 해서 내게는 다른 선택의 여지가 없었다.

"그럼 저는 약을 먹겠습니다!"

나는 이렇게 약을 먹겠다고 최종 결정을 내리고 약을 복용하기 시작했다.

항암제는 너무나 독했다. 이 항암제 약을 먹어보지 않은 사람은 이약이 얼마나 무서운지 잘 알지 못할 것이다. 주사가 두려워서 약을 선택했지만 이 약도 그야말로 죽기 살기로 먹지 않으면 안 되었다.

그날 저녁부터 약을 먹기 시작했는데 먹자마자 속이 메스껍고 뒤집어져 세면장으로 달려가 꽥꽥 토했다. 정말 독하고 독한 약이었다. 아무 것도 먹지를 못하겠고 아예 먹고 싶은 생각도 나질 않았다. 그래도 꾹 참고 이튿날 아침 다시 먹어봤는데 역시 마찬가지였다.

나는 석 달 분 항암제 약을 겨우 두 번 먹고 아깝지만 버렸다. 죽어도 더 이상 먹을 수가 없었기 때문이다. 항암제치료를 포기하고 자연치유 요법으로 선회하기로 결심했다. 그러나 자연치유 요법을 하기로 결심했지만 어떻게 해야 할 지 그 구체 적인 방법이나 대안을 제대로 찾지 못해 나는 방황하고 있었고 안타까움 속에서 시간만 흘러가고 있었다.

그러다 3월 말경 나는 한 지방지 신문을 보다가 우연히 해운대 달맞이 고개에 있는 달맞이한의원에서 암 환자들을 위해 자연치유 무료강좌를 한다는 안내 글을 보게 되었다. 부산이라면 우선 멀지 않아서 좋았다.

"좋아! 여기에 한 번 가봐야겠다."

이렇게 해서 나는 별로 큰 기대를 갖지 않고 달맞이한의원의 강좌에 참여했다가 이곳에서 실시하는 체계적이고 과학적인 자연치유 요법의 이모저모를 알고 나서 내가 찾던 곳이 바로 이곳이라는 생각이 들었다. 그래서 곧바로 허정구 원장님께 상담을 신청했으며 강한 확신을 갖고 아예 한 달 동안 이곳 한의원에 입원해서 허정구 원장님의 치료를 받아보겠다고 결심했다.

내가 이렇게 최종적으로 달맞이한의원의 자연치유 요법을 선택하자 항암치료를 받으라고 맹렬히 권했던 가족도 어쩔 수가 없다는 듯 내 결정을 적극 지지하는 쪽으로 돌아섰다. 아내와 아들 등 우리 가족은 내가 치료를 위해 떠나있는 동안에도 진행 중인 사업에 차질이 없도록 각자 역할을 분담했고 나는 치료와 요양을 하는 도중에도 주 2회 정도 짬짬이 시간을 내서 공장을 다녀오기로 했다. 내 몸과 의식을 송두리째 바꾼 한 달 동안의 금쪽같은 시간들, 마침내 나는 달맞이한의원에 입소했다.

달맞이 고개 너머로 푸른 바다가 한눈에 내려다보이는 한의원은 주변 경관이 뛰어난 것은 물론 공기도 맑고 편백나무로 단장된 요양실은 우리 같은 암 환자들에게는 둘도 없는 최상의 공간이었다.

아침 일찍 일어나 바다를 바라보며 가볍게 운동을 하거나 바다 바로 위 소나무 숲에 조성된 산책로를 따라 산책을 하며 음이온이 가득한 아침 공기를 듬뿍 들이마시고 가벼운 운동을 했다. 그리고 한의원에 돌아와 한의원이 제공한 아미노산 콩 발효식품 소미노를 가볍게 물에 타 마시고 아침을 대신했다. 참고로 달맞이한의원에서는 조식을 폐지하고 점심과 저녁, 하루 2식을 하는 것을 원칙으로 하고 있다.

아침 8시가 되면 치료실로 내려가 온열치료로 하루를 시작했다. 온열치료를 하고 무균실에서 땀을 쭉 빼면 몸은 날아갈 듯 가벼웠다. 그리고 원장님으로부터 침과 뜸을 시술 받고 산삼약침과 옻약침으로 면역치료를 한 다음 장속에 유산균을 주입하는 유산균 장 청소, 간과 폐 청소 치료 등을 받고 기타 치료를 하다보면 오전이 지나간다.

이윽고 즐거운 점심시간. TV에서는 암환자도 고기를 먹어야 한다고 하지만 여기는 거의 채식 위주의 완전 시골밥상이다. 한식 조리 분야의 오랜 경력을 지닌 나이든 이모께서 밥을 차려주시는데 거의가 각종 제철 나물이며 고기라곤 졸이거나 국으로 끓인 생선 정도가 환자들과 한의원 식구들에게 제공된다. 또 현미밥을 싫어하는 사람들을 위해 백미밥을 제공하는 대신 식후에 달맞이 한의원이 자체 개발한 미강환을 식탁 위에 놓아두고 먹게 하고 있다. 유기농 설탕을 넣어 만들어서 달콤하면서도 맛이 있는 이 발효 미강환을 먹으면 현미밥을 먹은 것과 같은 균형 잡힌 영양소를 채우게 만드는 효과가 있다고 했다.

오후에는 교육장으로 올라가 모관운동과 호흡운동 등을 하고 책을 읽거나 개인적인 일을 본다. 나의 경우 마음에 드는 환우들이 함께 있어서 서로 정보도 교환하고 경험담도 나누면서 이곳에서의 생활을 즐겁고 보람된 추억으로 만들 수 있었다.

한 달 동안의 치료와 요양을 끝으로 집으로 돌아왔다. 한 달 동안 나에게는 정말 많은 변화가 있었다. 뭐랄까, 내 몸과 의식을 송두리째 바꾼 금쪽같은 시간들이 었다.

먼저 전체적으로 면역력이 향상돼 혈액 수치가 모두 정상을 유지하고 있으며 덕분에 수술하다 잘라내지 못한 직장의 종양인 큰 혹 하나가 없어졌고 하루 20회까지 화장실을 다니게 했던 변을 보는 횟수가 6, 7회로 줄어들면서 잔변감도 깨끗하게 사라졌다. 식습관이 변해 그 좋아했던 육식을 멀리하고 채식 위주의 식사를 하게 되었으며 결과 78킬로그램에 달했던 체중은 65킬로그램으로 감소해 보기 흉하게 튀어나왔던 배가 어디론가 사라지고 없어졌다. 덕분에 예전에 입었던 옷을 모두 못 입게 되어 모두 새로 사 입었지만 아쉬움이라고는 전혀 없다.

돌아보면 항암제를 멀리하고 자연치유를 선택한 결정은 정말 잘했다는 생각이 든다. 만약 암을 낫기 위해 그 독한 약을 계속 먹었다면 어떤 부작용들이 나타났을지 생각만 해도 끔찍하다. 그리고 무엇보다 항암치료의 목적 자체가 수술을 하거나 하지 않거나 몸속에 전이되거나 잔재해 있을지 모를 암 세포를 박멸하는 데에 있다.

그러나 이 항암치료를 받지 않고 대신 고통과 부작용이 없는 자연치유 요법만으로 그 목적을 충분히 달성했을 뿐만 아니라 더욱 암에 대한 면역력을 키우고 생활 습관과 식습관까지 모두 바꾸었으니 이런 금상첨화가 따로 없다는 생각이 든다.

만약 항암치료를 했더라면 이렇게 한 달 동안 치료와 요양을 마치며 너무 만족하고 행복한 발길로 돌아서는 기쁨은 결코 맛보지 못했을 것이 틀림없을 것이다.

마지막 날, 허정구 원장님을 만나 이제 정든 한의원을 떠나지만 이곳에서 몸에 배인 습관처럼 일상생활 속에서 계속 자연치유 요법을 실천하고 가끔씩 정기적으로 들러 면역치료를 받겠다고 말씀드렸더니 원장님은 흔쾌히 그러라고 하셨다.

결론적으로 나는 내 인생에 있어서 대장암 3기라는 절체절명의 위기를 맞았으며 직장을 잘라내고 재수술의 고통 속에서 장루까지 달아야 하는 고통을 겪었다.

하지만 그 후에 반드시 수반되는 지독한 항암치료 대신 자연치유 요법을 선택함으로써 나는 모든 위기를 오히려 즐겁고 행복하게 극복했다.

이 세상에 100%라는 것은 없지만 달맞이한의원을 나서는 내 심정은 그 순간까지 100% 만족에 100%행복이라고 말씀드릴 수 있다. 앞으로의 남은 인생은 좀 더 자연과 닮고 자연의 순리에 따른 자연친화적인 삶을 살아갈 계획으로 다시 설계하고 있다.

　이 모든 변화는 달맞이한의원을 만났기 때문에 가능했다. 내 인생의 남은 여정에 이런 새로운 기쁨과 밝은 희망을 안겨주신 허정구 원장님께 진심으로 감사드린다.

5. 폐암 나을 수 있다, 자신감을 가져라

- 장 태 훈

무서운 폐암을 부른 정유회사의 독극물 취급

1994년 2월, 나는 이름만 들어도 누구나 알 수 있는 국내의 내로라하는 정유 기업 에 입사해 울산공장의 케미컬 생산부서에서 근무하기 시작했다. 대기업인데다 케미컬을 다루는 중요한 업무에 종사하니 만큼 대우도 그다지 나쁘지 않았다. 나는 내 직장을 사랑하고 내가 하는 업무에 대해 자부심을 갖고 있으며 나의 모든 것을 다 바쳐 열심히 일했다. 그러나 결론적으로 나는 직장생활 내내 가슴을 졸이고 우려했던 폐암에 걸리고 말았다.

나는 이 폐암에 걸린 것이 업무선상에서 발생한 산업재해라는 확신을 갖고 이것을 인정받기 위해 노력하고 있다. 미묘한 문제일 수 있기 때문에 쉽게 인정받기 어렵겠지만 꼭 그렇게 되길 바라고 있다.

내가 회사에서 해온 케미컬 업무란 황산과 코스티, 염산, 암모니아 등의 화학물질을 납품업체에서 100% 원액으로 납품해 오면 이것을 희석해서 정유를 생산하는 전 처리과정에서 사용할 수 있도록 만드는 일이었다. 이 일은 위험도가 매우 높았다. 실제로 케미컬은 사용설명서를 보면 모두 '독극물'로 표기되어 있다. 따라서 케미 컬을 취급하는 일은 세심한 주의와 높은 숙련도를 요구했다.

하지만 내가 입사한 초기에는 많은 부분이 허술했다. 안전보호 장구도 제대로 준비가 안 된 상태에서 일을 시키기도 해서 케미컬이 간접적으로 손에 묻거나 호흡을 통해 흡입되는 경우가 많았다. 예를 들어 황산이 옷에 묻으면 옷이 타고 피부에 묻으면 화상을 입기도 했다. 특히 케미컬 생산부서에서 일하는 사람들은 모두 면으로 된 작업복을 입는다. 그렇지 않으면 화학섬유로 된 옷은 정전기가 발생해 자연발화가 일어나기 때문에 불에 잘 타는 줄 알지만 면으로 된 작업복을 입어야 하는 것이다.

뿐만 아니라 작업 도중 케미컬이 눈으로 들어가서 실명이 될 뻔한 사람도 있었고 피부세포에 변형을 일으켜 피부가 검버섯이 핀 것처럼 보기 흉하게 된 사람도 있다. 코를 통한 케미컬의 흡입은 폐 등 호흡기에 치명적인 손상을 줄 수 있다. 나와 같은 업무에 오랫동안 종사했던 선배님 한 분은 결국 폐암에 걸리고 말았는데 검사 결과 폐의 80%가 암으로 잠식된 상태였다.

그러나 이 선배님은 이런 상황이었음에도 불구하고 결국 산업재해로 인정받지 못했다. 그 이유는 정확히 알 수 없지만 워낙 민감하고 미묘한 문제라서 안타깝게도 흡연으로 인한 폐암으로 몰아가고 말았다.

나는 이런 모습을 직접 목격하며 살았기에 케미컬 작업을 할 때면 항상 각별히 조심했지만 한시도 마음을 놓은 적은 없었다. 그리고 무엇보다 현실적으로 독극물의 위험으로부터 우리 자신을 완벽하게 지키기란 힘들었다.

예를 들어 안전보호 장구를 아무리 확실히 착용하라고 강조해도 그것이 우리에게 맞지 않아 대충 비슷비슷한 안전보호 장구를 사용하고 작업한 적도 많았다. 이것이 당시 우리 산업 현장의 현실이었음에도 불구하고 우리는 묵묵히 일할 수밖에 없었다.

그러나 마침내 내게도 올 것이 왔다. 안전보호 장구도 없이 분진 마스크 정도만 착용하고 계속 독극물 작업을 했더니 어느 날 심한 구토와 함께 머리가 떵하고 쓰러질 것 같은 증상이 나타났다. 비교적 몸이 건강한 편이었지만 결국 한계가 온 것이었다.

케미컬 처리 작업을 하다 보면 노즐을 통해 독극물을 분사할 때 독극물과 냉각수의 온도차 때문에 노즐 내에 진득진득한 결정물이 생겨 관이 막히는 경우가 있다. 이렇게 되면 위해 환경물질이 허용 기준치 이상 굴뚝으로 배출돼 규제를 받게 된다. 따라서 회사가 요구하는 조건에 맞추기 위해 우리는 일주일에 한 번씩 노즐 내에 낀 결정물을 제거해야 했다. 그런데 이 위험한 작업을 이에 따른 안전보호 장구도 없이 분진 마스크 정도만 끼고 작업을 하곤 했으니 이것은 예고된 이미 인재라고 해도 과언이 아니었다.

늘막까지 전이돼 방법이라고는 오로지 항암치료뿐 구토가 계속 심해지고 도저히 견딜 수가 없어 울산대 의대병원 산업의학과를 찾았다. 그랬더니 담당 의사는 내가 안전보호 장구도 없이 독극물을 간접적으로 많이 흡인하다 보니 그런 것이라며 웃으면서 내게 이렇게 말했다.

"죽으려면 계속 거기서 근무하세요!"

죽으려면 계속 거기서 근무하라… 나더러 어떻게 하라는 말인가… 그러면서 의사는 이 분야의 같은 병원의 호흡기내과 전문의를 소개해 주었다.

그 전문의는 엑스레이를 찍어보더니 그래도 지금으로서는 아무런 이상이 없다며 약을 처방해 주고 두 달에 한 번씩 꼭 검사를 받아보라고 말했다. 그래서 1월부터 10월까지 두 달에 한 번씩 검사를 했지만 뭔가 별다른 이상은 계속 나타나지 않았다.

그 후로 회사 일이 바빠 신경도 못 쓰고 잊고 지내다가 회사에서 종합 건강검진을 받았는데 결국 나는 폐암이라는 선고를 받았다. 그렇게 노심초사하며 조심했지만 우려했던 폐암이 찾아온 것이었다. 나는 그동안 나를 관리했던 의사와 전문의를 찾아가 따졌다.

"제가 왜 이렇게 됐습니까? 왜 폐암에 걸렸습니까"

그랬더니 의사들은 놀라지도 않고 태연하게 말했다.

"그럴 수도 있습니다…"

그럴 수가 있다니! 내 나이 이제 겨우 45세. 의사들은 그렇게 아무렇지 않게 생각하고 말할지 몰라도 젊은 나에게는 생사가 달려 있는 문제였다. 얼마 전부터 가슴에 흉통이 느껴져서 약을 먹곤 해도 좋아지지 않았는데 이것도 암 때문이었을까.

나는 믿을 수가 없었다. 그리고 내 몸의 상태를 보다 좀 더 자세하고 정확하게 알고 싶어 서울대병원을 예약하고 찾아갔다. 담당 의사는 내가 가져간 CD자료를 살펴보더니 말했다.

"이 자료만 볼 때 치료의 가능성을 50대 50으로 봅니다만 먼저 조직검사를 해 봅시다."

나는 서울대병원 암병동에 머물면서 4박5일 동안 정밀검사를 받았다. 조직검사 결과 나는 담배를 피우지 않는 사람에게 걸리는 'B세포암'에 걸렸으며 화학물에 의한 폐암이 확실하다는 최종 판정을 받았다. 그런데 더 큰 문제가 있었다. 암 세포가 늑막까지 전이된 상태라서 현재 우리 기술로서는 수술조차도 할 수 없다는 것이었다. 즉 개복을 해서 수술을 하더라도 늑막은 어쩔 수가 없기 때문에 덮어야 하니 수술 자체가 의미 없다는 것이었다.

그렇다면 나는 이대로 죽으란 말인가. 절망에 빠진 나는 지푸라기라도 잡는 심정으로 삼성병원을 찾아갔다. 하지만 삼성병원도 결론은 똑같았다.

"우리가 수술을 아무리 잘한다고 해도 이것은 안 됩니다!"

국내에서 최고 간다는 서울대병원과 삼성병원이 안 된다면 안 되는 것이다. 이제 나는 어떻게 해야 하나. 눈앞이 캄캄해졌다. 그러는 사이에 서울대병원에서는 항암치료 스케줄이 나왔다. 일주일 후부터 본격적으로 항암치료를 하자는 것이었다.

그러나 솔직히 나는 항암치료를 받고 싶지 않았다. 독한 항암제를 맞고 방사선 치료를 받아야 한다는 현실이 너무 끔찍해서 싫었다. 그리고 이런 항암치료를 받는다고 해도 폐암이 낫는다는 보장은 없었다.

그렇다면 나는 어떻게 해야 할 것인가. 그동안 나처럼 폐암에 걸린 사람들의 투병기를 많이 읽었고 자연치유 요법으로 암을 이긴 사람들의 이야기도 적지 않게 듣고 보았다. 물론 어쩔 수 없이 항암치료를 받을 수밖에 없는 상황이 올 수도 있겠지만 가능하다면 나는 자연치유 요법으로 암을 이겨내고 싶은 마음이 굴뚝 같았다.

그때 인터넷으로 정보를 검색하다가 나는 처음으로 부산 해운대에 있는 달맞이한의원을 알게 되었다. 한의원의 치료 커리큘럼을 보니 왠지 믿음이 갔고 이곳에 의지하고 싶다는 마음이 강하게 들었다. 나는 즉시 달맞이한의원을 찾아가 허정구 원장님을 만났다. 원장님은 그동안의 검사 내용이 담긴 CD를 꼼꼼히 살펴보시더니 말씀하셨다.

"나을 수 있습니다! 저는 낫는다고 믿으니 자신감을 가지십시오!"

나을 수 있다고? 원장님의 저 자신감은 어디서 나오는 것일까.

그 말을 듣는 순간 가슴이 뻥 뚫리는 것 같았다. 그래, 원장님이 그냥 하시는 말씀은 아닐 것이다. 원장님을 믿고 자신감을 가져보자!

달맞이한의원에서 내가 가야 할 길을 찾다

특히 원장님은 항암치료 자체를 거부하지 않으셨다. 이곳에서 치료를 받더라도 항암치료 자체를 거부하지 말라고 하셨다. 양방은 양방 나름대로 강점이 있으며 양방의 미비점을 한방과 자연치유 요법으로 보강하면 의외로 빠른 효과를 볼 수도 있다고 하셨다.

이 말씀은 나에게 더 큰 신뢰를 주었다. 항암치료를 두려워하는 것은 부작용과 후유증 때문인데 한방과 자연치유 요법을 병행하면 상호보완 작용을 해서 시너지효과를 얻을 수 있다는 말에 불안감이 말끔하게 사라졌다. 물론 항암치료를 선택하든지 100% 자연치유 요법을 선택하든지 하는 것은 모두 나 자신의 결정에 달려 있었다. 그러나 허정구 원장님의 말씀은 어쩌면 내가 원하는 정답이었는지도 모른다. 어쨌든 나는 폐암이 낫는 것이 중요했다.

그날부터 나는 달맞이한의원에서 치료를 받기 시작했다. 내가 전혀 모르고 있었던 새로운 방식의 다양한 치료법이었다. 치료를 받기 시작한지 사흘이 지나자 신기한 일이 일어났다. 계속 나를 괴롭히던 가슴의 흉통이 거짓말처럼 사라진 것이었다. 마치 마취주사를 맞은 것처럼 통증이 사라지자 나는 한의원의 치료가 내 몸에 딱 맞기 때문이라는 더 강한 확신을 갖게 되었다.

나는 가벼운 마음으로 서울대병원으로 가서 1차 항암치료를 받았다. 무려 6시간 반 동안 항암주사를 맞았다. 그러나 그렇게 힘들다는 생각이 들지 않았다. 아마도 한의원에서 이미 자연치유 요법을 시작했기 때문에 꼭 나을 거라는 믿음이 내게 힘을 나게 했었던 것 같다.

이틀에 한 번 꼴로 나는 한의원에서 치료를 받았다. 그리고 2주 후에 서울대병원으로 가서 엑스레이를 찍었고 1주일 후 2차 항암치료를 하기 위해 다시 병원을 찾았다. 의사는 엑스레이를 판독하더니 '상태가 많이 좋아졌다'고 말했다. 그리고 항암치료를 하고 2주 후 CT를 찍었는데 이번에는 '암이 많이 줄어들었다'고 하는 것이 아닌가. 처음 1.9센티미터 크기의 암이 1.6센티미터로 줄어들었다니 나는 믿어지지가 않을 정도였다.

나는 한의원을 오가면서 열심히 치료를 받았으며 4월 말 3차 항암치료를 하고 엑스레이와 CT촬영을 했더니 폐에서 늑막에 걸쳐있던 암 세포가 거의 사라졌고 폐의 종양도 1.3센티미터로 줄어들었다는 반가운 소식을 들었다. 우려했던 폐암은 더 이상의 진전이 없고 계속 줄어들고 있으며 늑막 부위에 전이된 암 세포가 거의 사라졌다니 모두가 희망적인 것들뿐이었다.

허정구 원장님을 만난 이후부터 나는 원장님과 한의원의 치료방법을 신뢰하고 어느 틈엔가 한 가족이 되어 있었다. 원장님은 내게 늘 좋은 말씀을 들려주시고 한의원에 머물 때면 건강도서를 권하며 마음의 양식을 쌓으라고 하셨다.

아침 일찍 잠자리에서 일어나면 가벼운 운동을 하고 한의원 4층 벽에 쓰인 현대의학의 학설과 치료법을 거부하고 스스로 암을 극복할 길을 찾아 나서 자연치유 요법으로 암을 이긴 이블린 와셀루스 박사의 글을 읽으며 마음의 각오와 결의를 다진다. 그리고 한의원을 나와 달맞이 고개 아래에 나있는 바닷가 소나무 숲 산책로를 따라 맑은 아침공기를 마시며 산책하는 것도 빼놓을 수 없는 즐거움의 하나다.

예전에 모르고 살았던 자연의 소중함과 기본 운동의 중요성을 이곳에 와서 생활하며 확실히 알게 되었다. 어떤 일이 있더라도 나는 폐암을 꼭 이겨낼 것이다. 그리고 보다 건강한 모습으로 새로운 인생을 살아갈 것이다. 나는 꼭 그렇게 될 것이라는 강한 믿음과 확신에 차있다.

이 모든 것이 바로 허정구 원장님 덕분이다. 원장님께 진심으로 감사드린다.

6. 갑상선 암, 수술 하지 마세요

-김 현 선

어느 날 나를 찾아온 불청객, 갑상선 암

요식업을 하고 있던 나는 어느 날부터 갑자기 몸이 못 견디게 너무 피곤하고 체중이 줄어들고 있는 것을 느꼈다. 가만히 생각해보니 3월부터 체중이 매일 50그램에서 100그램씩 줄어들고 있었던 것이다. 성격이 비교적 낙천적이어서 긍정적으로 생각하려 했지만 몸이 천근만근으로 무거워 너무 힘들었다.

"죽을병은 아닌 것 같은데 왜 이렇게 몸이 괴로울까…"

그해 11월, 종합검진센터에서 자영업자 대상으로 실시하는 종합검진을 받았더니 아니나 다를까 의사가 충격적인 말을 했다. 일단 갑상선 전문병원으로 가서 정밀검사를 해보라는 것이었다. 그래서 전문병원을 찾아가 초음파검사와 조직검사를 받아보았더니 갑상선 기능 저하증으로 유두성 종양이 몇 개가 생겨났고 가장 큰 종양이 7밀리미터나 된다고 했다. 한 마디로 암이라는 얘기였다.

'드디어 나에게도 올 것이 왔구나…'

그 얘기를 듣고도 나는 담담했다. 큰일을 당하면 머릿속이 하얗게 되면서 아무 생각이 없어지는데 바로 그런 경우였다. 나는 오히려 잘 됐다고 생각했다. 그동안 식당업을 하느라 너무 오래 시달렸고 나이도 60이 넘어 힘이 부쳤는데 이젠 모두 그만 두고 평범한 주부로 돌아가 쉬어야겠다는 생각뿐이었다. 실제로 그 진단을 받고 나는 24년 동안 운영해 오던 식당업을 깨끗하게 정리하고 손을 뗐다.

나는 그 이전까지 어떤 특별한 병력은 없었다. 젊어서 류머티스 관절염에 모질게 시달린 적이 있었는데 아프지는 않았지만 손가락 하나 까딱 못할 정도로 기력이 없어 혼쭐이 났던 기억밖에 없을 정도로 평소 건강한 편이었다.

의사가 수술을 받아야 한다고 말했을 때도 이 때문에 수술에 대한 거부감이나 저항감도 크게 없었다. 수술을 하라면 하겠다는 생각이었다. 그러나 급성맹장염처럼 다급하거나 시간이 촉박한 것은 아니어서 느긋했다. 대신 큰 병이 나면 몇 군데의 병원에서 확인을 해봐야겠다는 생각에 서울대 병원과 국립의료원을 찾아가 검진을 받아봤는데 결과는 다 똑같았다.

나는 병원도 신뢰하지만 병원보다 한의원을 더 신뢰한다. 젊은 날의 류머티스 관절염도 한의원에서 치료를 받고 나았었다. 한의원뿐만 아니라 대체의학에도 남다른 믿음이 있는 편이다. 병원에서 발급해 준 결과지를 들고 아는 사람의 소개로 달맞이

한의원을 찾아가서 한약 한 재를 지어 먹었다. 그랬더니 원기가 돋고 힘이 생겼다. 그래서 2013년 8월, 이제는 수술을 받아봐야겠다는 생각으로 서울대 병원을 찾아갔다.

그런데 막상 예약을 하려하니 수술 예약환자들이 밀려 2014년 1월에나 가능하다는 것이었다. 그때까지 기다리고 있기에는 너무 기간이 멀게 느껴졌다.

당시 서울대 병원에서는 국립의료원 원장님이 집도하고 있었는데 국립의료원은 바쁘지 않다고 말씀하셔서 9월 달에 수술을 하기로 예약했다.

수술을 하기 전 미리 피 검사를 하는데 무려 아홉 대롱이나 되는 피를 뺐다. 여섯 대롱까지는 그런대로 잘 나왔지만 나머지 세 대롱은 피가 안 나와 애를 많이 먹었다. 주먹을 쥐었다 폈다를 반복하고 때리고… 피를 뽑는데 꽤나 많은 시간이 걸렸고 그렇게 괴로울 수가 없었다. 그렇게 피를 다 뽑고 나서는 영양보충하고 수술에 대비해서 음식을 열심히 챙겨먹었다. 병원에서 시키는 대로 수술 받을 준비를 모두 끝낸 것이다.

그런데 이상한 변화가 일어났다. 한약 때문인지 모르지만 서서히 내 몸이 깨어나고 있다는 느낌이 들기 시작한 것이다. 하지만 그렇다고 해도 나는 당초 계획대로 수술은 받을 생각이었다.

그러나 막상 수술 날짜를 목전에 두고 집안에 문제가 생겼다.

갑자기 아이의 결혼식 날짜가 잡힌 것이다. 수술을 하면 3, 4개월은 휴식을 취하면서 안정을 해야 한다는데 날짜가 겹치니 수술을 받을 엄두가 나지 않았다.

할 수 없이 수술 날짜를 늦추기로 했는데 이 수술 날짜를 늦추는 과정에서 알 수 없는 자신감이 생기기 시작했다.

'혹시 수술을 하지 않고 한의학 치료나 대체요법으로 나을 수 있는 길이 있지 않을까…'

내가 이런 생각을 하며 고민하고 있을 때 남편의 격려가 큰 힘이 되어주었다.

"여보, 돈이 얼마가 들더라도 수술을 안 받고 할 수 있다면 그렇게 합시다!"

나는 내 몸 상태가 어떻게 변했는지 확인해 보기 위해 행여나 하고 경남 양산에 있는 부산대 병원을 찾아가 다시 검사를 해보았다. 이때 나는 다른 병원에서 검사한 자료가 없다며 일부러 갖고 가지 않았다. 기초검사부터 다시 착실하게 받아보기로 했는데 내가 이렇게 한 것은 수술을 받지 않기 위해 최대한으로 시간을 끌어보려는 생각 때문이었다.

정밀검사를 끝낸 후 의사는 가장 큰 종양의 크기가 6밀리미터라고 말했다. 나는 의사의 반응을 떠보기 위해 넌지시 물었다.

"처음엔 7밀리미터라고 했는데 조금 작아졌네요"

하지만 의사는 내말을 인정하려 하지 않았다.

"검사 기계에 따라 차이가 좀 있을 뿐입니다!"

의사는 내가 수술을 받지 않고 싶다고 말하자 버럭 화를 냈다.

"아니! 이런 상태에서 수술을 안 하면 어떡하죠? 할 거요, 안 할 거요"

"하, 하겠습니다."

결국 나는 더 이상 못 버티겠다는 생각에 일주일 후 수술하기로 하고 날짜를 잡았다.

그런데 집에 돌아오니 성당의 친한 교우에게서 전화가 왔다.

내가 수술날짜를 예약했다는 말을 듣고 그녀가 말했다.

"언니! 당장 예약 취소하고 해운대에 있는 달맞이한의원에 가봐!"

"달맞이한의원…? 나, 거기 아는데"

"어떻게 아는데"

"작년 7월에 가서 한약 한 재를 지어먹었거든. 그때 효험을 봤었어."

"그래? 내가 아는 위암 말기인 사람도 거기서 치료를 받고 완전 좋아졌대."

"그래…"

나는 달맞이한의원에서 한약을 지어먹고 원기를 회복했지만 그곳에서 자연치유 요법으로 암까지 치료하는 것까지는 생각하지 못하고 있었다. 그 얘기를 들은 남편은 어서 한의원으로 찾아가 보라고 채근을 했다.

두 달 사이에 절반으로 줄어든 종양

나는 결국 달맞이한의원을 찾아가기로 했다.

그런데 그때 나는 마침 서울에서 열린 조카의 결혼식에 다녀온 탓에 체력이 완전 바닥으로 떨어진 상태였다. 그런데 달맞이한의원에서 산삼약침을 맞으니 무엇보다 침침했던 눈이 갑자기 환해지면서 피로가 싹 가시는 것이 아닌가. 정말 신기했다. 나는 원장님께 물었다.

"원장님, 왜 제가 갑상선 암에 걸렸을까요"

그러자 나와 동갑내기인 원장님이 말했다.

"마음의 병이 깊었기 때문입니다. 마음을 내려놓으십시오."

그 말을 듣자 가슴 깊은 곳에서 뜨거운 무언가가 왈칵 치밀어오르는 것이 있었다.

나는 맏며느리로서 모든 면에서 최대한 잘 하려고 노력했지만 스스로 삭이지 못하 는 응어리가 더러 많았다.

'마음을 내려놓으세요… 그동안 못 푼 것을 미련 없이 풀어버리십시오.'

이 말은 성당에서 신부님에게서도 자주 듣는 말씀이기도 했는데 한의원 원장님이 이런 얘기를 하시니 너무 새삼스러웠다. 하긴 김수환 추기경님도 머리로는 그래야 한다는 것을 다 알고 있지만 그것이 가슴으로 내려오는 데에만 70년의 세월이 흘렀다고 하시지 않았는가…

나 역시 알고 있었지만 정작 실천을 하지 못하고 가슴앓이가 정말 심했었다. 물론 남편이 잘 감싸주었지만 말이다.

그때부터 일주일에 두 번씩 한의원을 다니며 치료를 받았다. 더불어 몸도 마음도 건강해지고 있다는 것을 느끼기에 어렵지 않았다. 2개월 정도 지나자 원장님은 상태가 어떤지 병원에 가서 한번 검사를 받아보라고 권하셨다. 나는 분명 좋아졌을 거라고 확신하면서도 모처럼의 이 행복이 깨어질까 봐 겁이 났다.

그러나 원장님이 재차 권하시기에 갑상선 전문병원으로 가서 검진을 받기로 했다.

이 병원은 규모가 작아도 검진결과가 대형 병원의 검진결과와 똑같았기 때문에 믿음이 있었다. 나이 든 의사는 대뜸 나를 알아보고 물었다.

"그래, 수술은 받았습니까"

"아니요!"

"예에"

의사가 깜짝 놀라며 말했다.

"참 간도 크다…"

"종양이 어떤지 검사 좀 해보려고 왔어요."

"그럽시다…"

검사를 끝낸 의사에게 물었다.

"변화가 있어요"

"거 참… 아주 많이 작아졌는데…"

수술하는 거 별것이 아니니 수술을 하라고 권했던 의사는 더 이상 수술을 권하지 않았다. 크기가 7밀리미터였던 가장 큰 종양은 두 달 사이에 4밀리미터로 줄어들어 있었다. 무엇보다도 피곤한 줄도 모르겠고 몸에 갑상선 암의 어떤 예후나 증상이 나타나지 않는다는 것이 나를 행복하게 만들고 있다.

한방의학과 자연치유로 내 몸의 면역력이 쑥쑥 올라갔기 때문일 것이다. 이런 상황에서 더 이상 굳이 수술을 걱정할 필요가 어디 있을까. 갈수록 좋아지고 있는데 말이다. 원장님은 먹는 것을 못 고치면 약도 없다고 하셨다. 사람들은 몸이 아프면 이것저것 여러 음식을 많이 먹는데 음식을 가리지 않더라도 먹지 말아야 할 것은 있다며 닭고기와 돼지고기, 녹두는 피하라고 하셨다.

나는 원장님의 말씀에 열심히 따르고 있다. 이 상태로 간다면 더 이상 검사를 받거나 수술을 할 이유가 없을 것이다. 나는 수술을 받지 않고 한의학적 치료와 자연치유를 택한 나의 선택이 탁월한 것이었다고 생각한다. 여기에는 자연치유의 위대한 힘이 있다.

아무튼 달맞이한의원의 허정구 원장님은 멋있다. 환자에게 믿음을 주고 환자들의 마음을 읽는 분이다. 신뢰를 주고 희망을 주신다. 작은 고추가 맵다는 말은 바로 허정구 원장님을 두고 하는 말이 아닐까 싶다.

7. 자궁내막 증식증과 방광암, 내가 선택한 자연치유

- 박 현 숙

세 차례의 자궁내막 증식증 수술과 방광암

병마는 왜 이다지도 지겹게 나를 따라다니는 것일까. 전생에 내가 무엇을 잘못했기에 이런 죄과를 받고 있는 것일까.

1956년생인 나는 자궁내막 증식증으로 또 한 차례의 수술을 받아야 했다.

예전에 이 자궁내막 증식증으로 세 번이나 수술을 했었는데 추석을 앞두고 소변에 피가 섞여 나오자 나는 다시 불길한 징후에 몸서리를 쳤다. 도대체 왜 나는 이렇게 운명적으로 자궁내막 증식증에 시달리며 살아야 하는 것일까.

자궁내막 증식증은 여성에게 일어나는 자궁질환 중의 하나로 자궁 안의 내막이 비정상적으로 두꺼워지는 증상이다. 즉 악성 종양 세포가 주위 세포의 정상조직을 파괴하면서 확대해 나가는 것인데 이 악성종양 세포는 정상적인 세포조직과 잘 구분이 되지 않는 특징이 있다고 한다.

그런데 왜 하필이면 내 몸에 이런 악성 종양이 생겨난 것일까. 그렇다면 나는 체질적으로 악성세포가 잘 증식되는 몸을 갖고 태어났다는 말일까.

이것뿐만이 아니다. 가슴 쪽에 물혹이 많이 생겨 맘모톰까지 했다. 맘모톰은 진공 장치와 회전칼이 부착된 바늘을 이용해 유방의 세포조직을 잘라 적출하는 치료법이다.

내 운명은 왜 이렇게 가혹하기만 할까. 자궁의 내막 증식증도 모자라 가슴에 섬유선종까지 생기다니…맘모톰을 하면 수술을 받지 않아도 된다고 하기에 이런 시술까지 받아야 하는 내 자신이 한심스럽기 짝이 없었다. 더구나 내 직업은 의료업에 종사하는 간호사다. 간호사나 의사라고 해서 몸이 아프지 말라는 법은 없지만 내 몸에 이런 병이 생겼다고 남에게 드러내고 말하기가 부끄러웠다.

어쨌든 자궁내막 증식증의 재발되는 것은 아닌지 의심이 되어 산부인과를 찾아가 검진을 받아보았다. 그랬더니 의사는 방광 쪽에 문제가 있다며 정밀검사를 받아보기를 권했다.

그래서 부산대 병원 암센터에 가서 검진을 받고 방광경을 찍어본 결과 방광암이라는 진단이 나왔다.

'세상에 방광암이라니…? 간호사인 내가 내 몸 하나를 이리도 관리하지 못했단 말인가,' 다른 환자들의 건강관리에는 누구보다도 엄격하면서도 정작 내 건강의 관리를 이렇게도 못했다니! 자괴심이 그렇게 클 수가 없었다.

방광암은 40세 이상 특히 50세에서 60세 사이에서 많이 발생하고 남성에 비해 여성들에게 많이 나타난다. 방광암도 다른 종류의 암처럼 발암인자가 몸속에 오랫동안 축적되어 있다가 유발된다고 하는데 소변에 피가 섞여 나오면 일단 방광암이 아닌지 의심해 봐야 한다. 그런데 가만히 생각해 보니 이렇게 된 데에는 여러 가지 요인이 있겠지만 정신적, 육체적 스트레스도 큰 몫을 차지하고 있지 않나 하는 생각이 들었다.

무엇보다 나는 10여 년 전 지독한 스트레스에 시달린 적이 있다. 그해 9월 나는 자궁내막 증식증으로 수술을 받았고 한 달 후인 10월에는 남편이 위암으로 수술을 받아 엄청난 충격과 혼란 속에 빠진 일이 있었다. 처음에는 수술만 하면 낫겠거니 생각했지만 자궁내막 증식증은 침윤성이라서 수술을 받고 나서도 2년 동안 예방 차원에서 계속 수술을 받아야 했다. 재발하면 자궁을 들어낼 수밖에 없었기 때문이다. 내 삶의 질은 자연히 엉망진창이 되고 말았다. 이러니 그동안 스트레스를 얼마나 많이 받았겠는가.

내가 살 수 있는 유일한 길, 자연치유

어쩔 수 없이 방광암 수술을 받은 후 사흘 동안 입원해 있으면서 나는 참 많은 생각을 했다. 이제 어떻게 해야 할 것인가. 병원에서는 항암치료를 받아야 한다고 말했지만 양방수술의 문제점과 후유증을 누구보다 잘 알고 있는 나로서는 항암제 투여와 방사선 치료를 도저히 받아들일 수 없었다.

암환자의 경우, 양방에서는 일반적으로 항암치료를 받고 2년 동안 계속 약을 먹어 야 하며 5년 동안 재발 확률이 없어지면 완치로 본다. 그리고 항암치료를 받게 되면 당장 직장생활 자체가 불가능하기 때문에 당연히 직장도 그만 둬야 한다. 이때 내 머리 속에 퍼특 하고 떠오른 것이 달맞이한의원의 한방과 자연치유였다.

달맞이한의원과 나는 그전부터 인연이 있었다. 시어버님이 뇌출혈로 쓰러져 1년 2개월 동안 간병을 할 때 스트레스는 물론이고 간병 후유증으로 왼쪽 팔을 잘 쓰지 못할 정도였다. 이때 달맞이한의원에서 침을 맞고 한약을 먹었더니 면역력이 강해져 온 사방을 헤매고 돌아다녀도 치료하지 못했던 어깨 통증이 사라지는 등 큰 효험을 본 적이 있었다.

특히 나는 감기약을 먹어도 힘겨워 할 정도로 신약을 못 이기는 체질이다. 하지만 달맞이한의원 허정구 원장님이 달여 주신 한약을 먹으면 감기도 금방 떨어지고 해서 한의학에 대한 남다른 믿음이 있었다. 거기다 나는 간호사로서 방광암 환자들에게 투여하는 BCG의 후유증에 대해서도 잘 알고 있었다.

BCG는 결핵 예방주사 성분으로 방광암의 재발 확률을 낮춰 주기 때문에 방광암 환자들에게 투입하는 약물이다. 이 BCG 예방주사를 맞으면 기침이 나오는 데다 몸이 춥고 떨리는 증상이 나타나기 때문에 감기 기운이 있는 환자는 피해야 한다.

그리고 각자 다양하게 나타나는 각종 수술 후유증을 고칠 수 있는 약이 없다는 것도 양방의 큰 문제점이다.

모든 것을 종합해 보니 내가 갈 길이 명확해졌다. 항암치료를 받지 않고 한의학 치료와 자연치유를 택하는 것이 내가 살 수 있는 길이었다. 그리고 이런 치료를 받게 되면 직장생활도 그대로 유지할 수가 있다.

나는 병원을 나오자마자 달맞이한의원으로 찾아가 허정구 원장님을 만났다. 원장님은 따뜻하게 반겨주시며 조금도 걱정하지 말라고 용기를 북돋워주셨다.

무엇보다 한의원에서 만난 암환자들의 표정이 너무 밝고 미소가 떠나지 않아서 이 분들이 과연 암환자가 맞나 하는 생각이 들 정도로 믿어지지가 않았다.

달맞이한의원에서 치료를 받기 시작하면서부터 나는 피로가 사라졌고 암환자라는 사실을 잊고 살았다. 믿기 어려울지 모르지만 진실이다. 어둡기만 했던 혈색도 얼굴도 밝게 살아나 나 자신은 물론 나를 보는 사람들도 모두가 깜짝 놀랄 정도다.

원장님이 내게 심어준 것을 떠나 나 자신부터가 좋아질 거라는 하나하나 강한 느낌과 확신이 있고 그것이 내 정신과 육체를 건강하게 만들고 있는 것이다.

여태까지의 치료가 현대의학의 대증요법이었다면 달맞이한의원에서는 체질 자체를 근본적으로 새롭게 바꾸는 한의학적 치료와 자연치유를 하고 있다. 그렇기 때문에 앞으로 더 이상 자궁내막 증식증이나 방광암의 재발 걱정은 하지 않아도 될 것으로 굳게 믿고 있다.

나는 달맞이한의원을 알게 된 것에 감사드린다. 그리고 직장에서 일을 하다가도 달맞이한의원만 떠올리면 빙긋 미소가 떠오른다. 그래서 한의원에 가는 시간이 가장 즐겁다.

허정구 원장님은 암환자들을 위해 태어나신 분이라고 생각한다. 만약 내세가 있다면 원장님은 분명 더 큰 사람으로 환생할 분이라고 믿어 의심치 않는다.

8. 수술 후 다시 재발한 신장암,
자연치유 후 괴사(壞死)되다

-백 정 미

큰 숨을 쉴 수 없어 병원을 찾다

나는 성격이 비교적 밝고 낙천적이며 외향적인 편이다. 사람들이 그렇게 말하고 나 자신 스스로 생각해 봐도 그렇다. 이런 내 직업이 공무원이라는 사실을 알게 되는 사람들은 좀 깜짝 놀라기도 한다. 40대 초반의 젊은 나이에 철이 들지 않았다고 생각해서 그럴까. 그래도 상관없다. 인생은 무겁고 심각한 것보다 가볍고 즐거운 것이 좋으니까 말이다.

나는 암환자로서 달맞이한의원에 다니며 치료를 받고 있지만 이렇게 치료를 받는 것도 즐겁다. 한의원 식구들과 자연스럽게 농담도 하고 함께 식사를 하며 깔깔대며 웃기도 한다. 그런데 한의원에 오면 즐겁기만 한 가장 큰 이유는 나를 기다리고 있는 치료방법이 다양해서 지루한 줄을 모르고 재미가 있기 때문일 것이다. 이것은 마치 코스 음식 먹을 때의 설렘과 비슷한 느낌이라고나 할까. 그 다음 다음으로 어떤 음식이 나올지 빤히 알지만 먹는 즐거움과 기다리는 기대감이 행복하게 만드는 것처럼 말이다.

이를 테면 내가 받고 있는 달맞이한의원의 치료는 무균실에서 출발해 온열치료와 기혈치료, 파동치료를 받고 이어서 산삼약침과 옻약침, 침과 뜸, 대장세척, 호흡운동 등의 패키지로서 종류도 되게 많고 시간도 꽤 걸린다. 중요한 것은 이 모든 과정이 지루하지 않고 즐겁다는 점이다. 달맞이한의원에 가는 시간이 기다려지는 이유가 여기에 있으며 함께 치료를 받는 다른 암 환자들도 나와 똑같은 마음인 것 같다.

내가 신장암에 걸렸다는 것을 알게 된 것은 6월 초여름이었다. 여름 감기는 개도 안 걸린다는데 갑자기 감기가 찾아왔고 큰 숨을 쉬기 거북해지는 바람에 가까운 곳에 있는 병원을 찾아갔다. 그런데 의사는 뭔가 많이 미심쩍었는지 그 자리에서 곧바로 엑스레이를 찍더니 초음파 검사에 CT촬영을 하고 나서 말했다.

"신장암이 의심되니 당장 대학병원으로 가서 정밀검사를 받아보십시오!"

신장암? 내가 왜 신장암에 걸리지? 나는 믿어지지도 않았고 크게 놀라지도 않았다.

신장암은 다른 세포에 발생하는 암과 달리 조직검사를 해볼 필요도 없이 CT 촬영만으로 여부를 알 수가 있다고 한다. 특히 신장은 가느다란 실핏줄로 형성된 실핏줄덩어리이기 때문에 조직검사를 하기 위해 실핏줄을 떼어내면 되레 위험할 수 있다는 것이다.

실제로 신장암은 종양의 크기가 작을 때는 증상을 거의 느낄 수 없고 종양이 어느 정도 커져서 장기를 밀어낼 정도가 되었을 때 비로소 증상이 나타난다고 하다.

따라서 신장암이라는 진단을 받은 환자의 30% 정도는 이미 암세포가 전이된 상태라고 해도 틀리지 않는다.

아무런 자각증상도 없는 신장암

신장암에 걸리게 되면 혈뇨가 많이 나오기도 하는데 혈뇨가 없더라도 오히려 암세포가 전이된 부위에 따라 호흡곤란이나 기침, 두통 등의 증상이 나타나기도 하다. 그래서 자신이 신장암에 걸렸다는 것을 전혀 모르고 있다가 이런 증상 때문에 병원을 찾아갔다가 신장암이라는 진단을 받는 경우가 전체 환자의 30%나 된다고 한다.

특히 신장암은 암세포가 생산하는 특정 호르몬 때문에 고혈압이나 고칼슘혈증, 간기능 이상 등을 일으키기도 하는데 바로 이런 증상을 검사하다가 우연히 종양을 발견하는 수가 있다.

이 때문에 신장암은 아무런 자각증상도 없이 어느 날 건강진단을 받다가 생각지도 않게 발견되기도 하는데 이런 때는 주로 초기이기 때문에 빨리 수술을 하면 치료 효과가 높다. 평소 건강하다고 자신했던 내가 한 여름 감기에 걸리고 큰 숨을 쉬기 어려울 정도로 힘들었고 신장암이라는 판정을 받은 것도 위에서 말한 내용과 다르지 않았다.

그리고 불행 중 다행이라고나 할까. 그 많은 암 중에서도 장기가 두 개인 신장암을 초기에 발견한 데다 빨리 수술하면 치료 효과가 높다고 하니 놀라기보다 그저 담담했고 차분했다.

주변에 신장암에 걸려 수술을 받은 지인이 있는데 수술을 받은 후 10년이 지나도 아무 이상 없이 건강하기만 하다. 그래서 암이라 해도 대수롭지 않게 생각했는지 모른다. 돌아오는 길에 남편에게 전화를 했다.

"여보, 나 신장암이래!"

"뭐? 신장암…"

놀란 것은 남편이었다.

"별 거 아니래! 걱정 마! 대학병원에 가서 수술해야 한대!"

나는 이렇게 태연하게 말했지만 남편은 전혀 그러지 못했나 보다. 1년만의 재발, 병원만 믿지 말고 다른 곳도 찾아보자.

사흘 후 나는 남편과 함께 서울대 병원을 찾아가 정밀검사

를 받았는데 검사결과 역시 처음 받았던 병원의 검사결과와 일
치했다. 나는 일주일 후 수술하기로 수술날짜까지 예약했다. 정
밀검사를 할 때에도 조직검사는 하지 않기 때문에 단지 '신장암
일 것 같다'고 말했던 담당의사는 수술 후 떼어 낸 종양의 조직
검사를 해보고 나서 '신장암이 분명하다'고 말했다. 그래도 나는
여전히 담담했고 분위기를 밝게 만들기 위해 일부러 농담을 하
며 웃었다. 이제 모든 것은 끝났다고 생각했기 때문이다.

수술한지 5일 만에 퇴원을 하고

감사하고 다행스러운 것은 신장암의 경우, 수술로 종양을 떼
어내면 방사선 치료와 같은 혹독한 항암치료를 받지 않아도 된
다는 것이었다. 암 수술 받는 것을 무서워하는 것은 수술할 때의
고통보다도 방사선 치료 등의 그 다음에 수반되는 항암치료 후
유증인데 이런 치료를 하지 않아도 된다니 그것만 해도 얼마나
감사한 일인가, 거기다 먹는 것도 큰 신경을 쓸 필요가 없고 그
전처럼 똑 같이 일을 해도 아무 문제가 없다고 했다.

수술을 받고 나서 3개월 단위로 계속 암이 재발했는지 어떤지
검사를 받아 확인해야 한다고 했다. 그래서 3개월마다 서울대
병원을 오가면서 검사를 받았지만 별 이상이 없어 마음을 놓았
는데 그것으로 끝난 것이 아니었다. 1년이 지나고 실시한 검사
에서 종양을 떼어낸 그 자리에 암이 재발했다는 판정이 내려진

것이다.

병원에서는 우선 약물치료를 권했다. 종양이 커지는 바람에 다른 장기들이 제 위치에서 내려와 있으니 약물로 종양이 줄어들게 하자는 것이었다. 이 약은 하루 한 알씩 먹는 알약으로 대표적인 신장 암세포 치료제로서 복용하고 나서 한 달 후에 CT를 찍어보면 반응이 나타나야 한다. 즉 효과가 있으면 종양의 크기가 줄어들거나 성장이 멈춰야 하며 그렇지 않으면 효과가 없다는 것을 의미하는데 나의 경우 한 달이 지나 CT를 찍어보았지만 아무런 효과가 없는 것이 아닌가.

그렇다면 이건 문제가 아닐 수 없었다. 나는 병원에서 권하는 대로 즉시 그 동안 복용해 왔던 알약도 다른 약으로 바꿨다. 그러면서도 천성이 낙천적인 나는 여전히 큰 걱정을 하지 않았다.

'그래, 열심히 약을 먹으면 이러다 낫겠지!'

사실 병원이 시키는 것 외에 내가 무엇을 어떻게 해야 좋을지 다른 방법이 없었다. 병원에서 하라는 대로 따라하면서 결과를 지켜볼 뿐, 내가 할 수 있는 것은 아무 것도 없었고 병원에서도 가르쳐주지 않았다.

암환자들은 식생활에 주의해야 한다고 들었는데 막상 병원에서는 아무 거나 먹어도 된다고 했고 일상생활 그대로 돌아가라고 해서 시키는 대로 따랐을 뿐이었다.

그런데 암이 재발되자 충격을 받은 남편이 심각한 얼굴로 말했다.

"여보, 병원 말만 믿지 말고 우리가 할 수 있는 것은 다 해봅시다."

"어떻게요…" "다른 방법이 있을 테니 한 번 알아봅시다!"

암이 또, 재발할까 봐 불안해진 남편은 인터넷으로 현대의학과 병행할 수 있는 자연치유 요법을 열심히 검색하더니 몇 군데의 한의원을 찾아냈고 그중 내 눈을 사로잡은 곳이 바로 달맞이한의원이었다.

각각의 암환자 치료 커리큘럼을 비교 분석해 보니 치료요법이 다양한데다 무엇보다 체계적이고 과학적으로 느껴져 믿음이 갔다. 이 한의원이라면 암환자의 수술 후 식생활과 몸속의 독소제거, 기혈순환, 건강관리 등 한방의학과 자연치유 요법의 도움을 올바로 받을 수 있을 것이라는 확신이 들었다.

특히 달맞이한의원에는 다른 곳에 없는 옻약침이 있었는데 이상하게도 나는 이 옻약침이 항암치료에 중요할 것이라는 생각이 들었다. 내가 사는 곳과 직장이 밀양이기 때문에 한의원이 가까운 곳에 있다는 것도 마음에 들었다. 나는 당장 예약을 했고 이렇게 해서 달맞이한의원과 인연을 맺게 된 것이다.

한의원에 대한 생각을 바꾸자.

"먼저 휴직부터 하십시오!"

허정구 원장님은 첫 마디에 대뜸 내게 휴직부터 하라고 말씀하셨다.

공무원들에게 휴직은 쉬운 일이 아니다. 휴직 자체도 인사발령을 받고 모든 것을 다시 시작해야 하니까 말이다. 그래서 병원에서는 이런 내 신분을 배려해 휴직할 필요까지 없다고 했는데 허원장님은 휴직을 하라는 것이다.

"꼭 휴직을 해야 합니까"

"그렇습니다. 환자분에게는 집중치료가 필요합니다!"

"집중치료요…"

왜 집중치료를 해야 하는 것일까. 병원에서 이런 말을 한 번도 들은 적이 없어 망설이는 나에게 원장님이 말씀하셨다.

"사람의 목숨은 하나뿐입니다. 직장보다 더 중요한 것이 건강이지요. 오로지 투병에만 집중해서 치료해야 이겨낼 수 있습니다!"

원장님의 목소리에는 알 수 없는 힘이 담겨있었다.

남편도 처음 내가 암에 걸렸다는 얘기를 듣자마자 당장 직장부터 그만 두라고 말했다. 하지만 나는 내 직업과 직장을 사랑하기에 그렇게 할 수는 없었다.

그러나 원장님의 말씀을 듣고 보니 휴직만큼은 충분히 고려해 볼 수 있는 문제였다. 천하를 얻어도 건강을 잃으면 무슨 소용이 있을까. 원장님의 그 다음 말씀은 더 충격적이었다.

"병원에서 처방한 그 약 먹지 마십시오!" "예…"

나는 깜짝 놀랐다. 환자가 병원에서 처방한 약을 먹지 않으면 어떻게 하란 말인가.

"그 약, 치료에 별로 도움이 되지 않습니다!"

원장님의 저 자신감은 어디서 나오는 것일까. 자신이 없으면 저런 말도 할 수 없는 것이다. 그 말에 나는 웃음이 나오고 더 큰 호기심이 생겼다.

'어디 한 번 두고 봐야지!'

건성으로 그렇게 하겠노라고 대답은 하면서 그래도 약은 먹었다. 왜냐하면 불안한 건 어쩔 수 없으니까…

종양의 괴사(壞死)현상

그때부터 나는 주 2, 3일씩 한의원을 다니며 본격적으로 치료를 받기 시작했다. 물론 직장도 원장님의 권유대로 즉시 휴직을 했다. 제대로 집중치료를 하고 건강을 온전하게 회복한 후 다시 근무하기로 한 것이다.

일단 달맞이한의원에서 치료를 받기로 결정한 이상 나는 치료효과를 의심하거나 불안하게 생각하지도 않았다. 빨리 좋아져야 한다고 조바심을 내지도 않았다. 모든 것은 시간이 해결해 줄 것이기 때문이다. 그래서 조그만 스트레스도 받지 않고 직장에 출퇴근하는 기분으로 착실하고 규칙적으로 한의원을 다니며 치료를 받았다. 달맞이한의원의 치료는 전혀 힘들지 않았고 다양한 커리큘럼은 몸과 마음을 가볍고 즐겁게 만들었다.

2개월 후 서울대 병원에 가서 CT를 찍어보았더니 변화가 나타났다. 종양에 괴사(壞死)현상이 생기고 있다는 것이었다. 괴사란 암세포의 일부가 죽거나 죽어가고 있다는 것을 의미한다. 이것이 약을 바꿨기 때문인지 한의원 치료 때문인지는 나도 모른다. 아무튼 약을 바꾸고 한의원 치료를 받기 시작한 그때부터 괴사현상이 나타난 것은 분명하다.

한 달 후에, 다시 서울대 병원에 가서 검사를 받았는데 의사선생님이 미소를 지며 말했다.

"크기가 많이 줄었네요"

병원에서는 내가 한의원에서 치료를 받고 있는 줄 모른다. 싫어할 줄 몰라서 내가 말하지 않았기 때문이다.

투병하는 동안 집안에서 밥하고 살림하고, 특히 신장에 좋다는 버섯을 이틀에 한 번씩 우려서 끓여준 남편은 크기가 줄었다는 말에 가장 기뻐하였다. 내가 혹시나 우울증에 빠질까 봐 노래교실과 문화강좌에 나 몰래 등록시켜 준 착한 남편은 내게 큰 힘이 되어주었다.

내 지인 가운데는 나처럼 한의원에 가서 치료를 받고 싶어 하는 환자가 많지만 솔직히 산삼약침처럼 고가의 비용 때문에 지레 겁을 먹고 한의원의 치료를 포기 하는 사람들이 적지 않다. 그래서 어쩔 수 없이 병원만 바라보고 의지하며 아까운 시간만 보내다가 한의학과 자연치유로 병세를 역전시킬 수 있는 기회를 놓치는 사람들을 볼 때 정말 안타깝다.

그러나 한의원 치료는 산삼약침만 있는 것이 아니며 예전의 침만 놓고 보약을 파는 곳으로 생각하면 안 된다. 현대의학으로 해결하지 못하고 그들에게 부족한 자연치유 요법을 체계화, 과학화한 다양한 치료를 저렴한 비용으로 받을 수 가 있다. 이 말 만큼은 사람들에게 꼭 들려주고 싶다.

*수기의 모든 사례는 당사자의 개인정보 보호를 위해 가명을 사용했습니다.

당신의 성격은 어떠십니까.

다음은 암에 걸리기 쉬운 성격들을 정리한 내용이다.

본 한의원에서는 초진 시에 설문지를 작성하면서 아래의 항목 중 해당하는 사항이 있는지 체크하도록 하고 있다.

이 설문은 달맞이 한의원을 내원한 암환자들의 성격을 분류한 것으로 이 7가지의 설문 중 자신의 성격이 몇 가지나 해당이 되는지 체크해보고 이러한 성격이 강하다면 정신건강을 위해서도 물론 암에 걸리지 않도록 성격의 변화를 위해 노력해야 한다.

암에 잘 걸리는 성격

■ 매사에 완벽을 추구한다.
지나치게 꼼꼼하고 성실하며 책임감 있고, 남을 배려하는 마음이 크며 매사에 열심히 일하는 사람으로 일반적으로 평균 이상의 지능을 가지고 있다.

■ 타인의 걱정을 많이 한다.
타인의 어려움에 대해 과도하게 배려하는 성향과 지나친 의무감을 보이며 걱정을 많이 하여 좋은 사람이라는 평을 듣는다.

■ 타인을 마냥 기쁘게 해주고 싶다.
나 아닌 다른 사람들을 기쁘게 해주고 싶어 하는 욕구가 깊은 곳에 내재되어 있으며 남들의 인정을 받으려는 욕구가 강하다.

■ 인간관계에 있어 친밀도가 깊지 않다.
흔히 부모 중 한사람 혹은 양쪽 모두와 친밀하지 않은 경우, 때로는 시간이 지나면 배우자나 일반적으로 가까운 사람과도 거리가 멀어진다.

■ 자신의 감정을 밖으로 잘 표현하지 않는다.
분노, 원한, 적개심과 같이 해로운 감정을 오랫동안 억제하고 있는 경우, 일반적으로 이러한 감정들을 속으로 삭이며 밖으로 표출하는 데 어려움을 느낀다.

■ 스트레스에 민감하다.
스트레스에 의해 영향을 많이 받는 편이며 스트레스에 적절히 대응하지 못하고 스트레스가 한계에 부딪혀도 대응하지 못한 채 오랫동안 지속된다.

■ 일에 있어 집착이 강하다.
잘 해결되지 않는 일을 포기하지 않고 오랫동안 매달리거나 집착하며, 고집이 세다.

글을 마치며

그동안 2권의 저서를 발간한 적이 있으나 이 책은 임상 45年을 마무리 하며 쓴 책이다. 임상 45년 중 진료 후반부는 암 환자를 위주로 임상 했으며 그 결과의 결론을 기술하려고 했고 암은 나을 수 있는 병이라는 것을 알려야겠다는 의무감도 있었다. 내가 암에 집착한 이유는 초창기 초년병 한의사 시절 아버님을 대장암 3기 정도에 병원에 입원하여 한 달 만에 세상을 떠나셨다. 아버님은 60대 초반 시절이셨는데 학교운동장 10바퀴를 뛰실 정도로 건강하셨는데 의료사고였다. 그때만 해도 나는 한의사로서 아버님께 도움이 될 수 있는 것이 아무것도 없었다. 이름만 한의사였고, 그냥 무능한 자식일 뿐이었다.

회한이 남다보니 한의사 노릇하는 동안 머릿속에는 암 완치에 대한 의지가 항상 꿈틀 거렸고 암 환자 대하기를 아버님 대하듯 정성껏 치료 했다. 정성이 닿아서 그런지 많은 사람들이 나았으나 대부분은 유명을 달리 해 많은 아쉬움이 남는다.

암치료를 마무리 할 때쯤, 한장법사를 만났다. 그래서 또 다시 암 환자와 아픔을 같이 해야 하는 길을 주저하지 않고 나섰다.

운명인가 보다. 우리네 인생살이가 계획대로 되지 않는 다는 것을 절감하며 백비를 이용한 암 환자 치료를 세속에서의 마지막 사명감으로 생각하고 있다.

그동안 암을 연구하기 위하여 한의사로서 할 수 있는 것은 열심히 연구했다. 미국자료, 일본자료, 중국자료, 한국의 한의학적 자료, 재야 자연요법등 총망라하여 연구 분석하였고 최종 마무리는 한장법사로 결론을 내었다. 꼭 치료법을 개발하여야겠다는 신념이 있었다. 그래서 한장법사를 만난 것 같다.

외국학회의 논문이나 주류 암 학회발표 등 많은 암 관련 서적들에 많이 나와 있는 내용들은 이 책에서는 생략하고 오직 내가 암 환자를 치료하면서 생긴 철학, 치료방침, 치료방법 등 암 환자에 진정 도움이 되는 것만을 순수히 옮겨 암이 완치로 갈 수 있는 임상 연구 결과를 본인의 주관적으로 쓴 책이다.

암환자에게 완치의 길잡이가 될 수 있을 것이며 환자 본인의 노력여하에 따라 반드시 완치할 것으로 믿어 의심치 않는다. 지금도 많은 암 환자들이 내 목숨을 스스로 주도 하지 못하고 여기저기 끌려 다니며 방황하는 모습을 본다, 꼭 젊은 날의 내 모습 같다.

길지 않게 요점 위주로 기술하고 도가의 한의학과 철학적인 것은 이해를 돕고자 예를 들어 설명했는데 전달이 잘 됐는지 모르겠다. 치료철학이 있어야 암을 치료할 수 있기 때문에 한의학적인 것을 논했다.

　운모는 도가에서 주로 사용하던 약제이다보니 도가 이야기를 많이 했다. 도가의 세상은 일반세상 사람들과 다른 세상을 살아가는 사람들이다. 형태는 다르나, 천주교 수도승처럼 불교의 학승처럼 살아가는 사람들과 비교가 될는지 모르겠다. 주로 조용히 기도 하고 사색하는 사람들이다. 일반생활도 절제된 생활을 하고 있다 보니 이들에게는 남다른 지혜가 있다. 백비도 그 지혜의 산물이니 일반인들에게 설명하려 하다 보니 도가 이야기를 빼놓을 수 없었다.

　도가의 사람들은 하늘과 같은 포용력과 바다와 같은 아량이 있는 분들이니 이해해주리라 믿는다.

　글을 쓰는 동안 젊은 날의 아버님에 대한 회한이 많이 풀리는 것 같다. 마무리 글을 쓰면서 그동안 있었던 고생스러웠던 일, 아쉬웠던 일, 보람 있었던 일, 또 앞으로 해야 할 일 등의 잔상이 스쳐지나간다.

이 책이 환우 분들의 셰르파가 되어주기를, 그리고 어두운 밤길을 걷는 환우들에게 길을 밝히는 횃불이 되어 줄 것이다.

아날로그 세대로 컴퓨터에 약한 나에게 도움을 준 배성화 선생과 또 이 책이 나오기까지 많은 애를 쓰고 도와주신 출판 사 직원분들, 부족한 책을 읽어주신 독자 여러분께 감사드리며 가정에 만운이 항상 가득하시길 기원한다.

궁금점 문의 전화: 010-8554-4682